TREINAMENTO FUNCIONAL PARA ATLETAS DE TODOS OS NÍVEIS

Sobre o autor

JAMES C. RADCLIFFE, principal treinador de força e condicionamento na University of Oregon, em Eugene, é membro da National Strength and Conditioning Association e da U.S.A. Track & Field Association. Treinou atletas em inúmeros eventos, incluindo os U.S. Olympic Track & Field Trials, os NCAA Basketball Championships, o Holiday Bowl e o Rose Bowl. Treinador de nível 1 certificado pela Federação de Levantamento de Peso dos Estados Unidos, trabalhou como funcionário de levantamento de peso nos Goodwill Games. Radcliffe é autor de *Plyometrics, Explosive Power Training, Encyclopedia of Sports Medicine & Exercise Physiology* e *High-Powered Plyometrics*. Seu trabalho também apareceu em publicações como *NSCA Performance Training Journal, Outdoor Magazine, National Strength & Conditioning Journal* e *Journal of Sport Rehabilitation*.

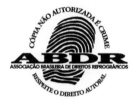

R125t   Radcliffe, James C.
            Treinamento funcional para atletas de todos os níveis : séries para agilidade, velocidade e força / James C. Radcliffe ; tradução: Maria da Graça Figueiró da Silva Toledo ; revisão técnica: Carlos Adelar Abaide Balbinotti. – Porto Alegre : Artmed, 2017.
            vii, 176 p. : il. ; 25 cm.

            ISBN 978-85-8271-370-9

            1. Educação Física. 2. Treinamento funcional. I. Título.

            CDU 796.011.3

Catalogação na publicação: Poliana Sanchez de Araujo – CRB 10/2094

JAMES C. RADCLIFFE

TREINAMENTO FUNCIONAL PARA ATLETAS DE TODOS OS NÍVEIS
séries para agilidade, velocidade e força

Tradução
Maria da Graça Figueiró da Silva Toledo

Revisão técnica
Carlos Adelar Abaide Balbinotti
Doutor em Ciências do Desporto pela Universidade do Porto, Portugal.
Professor Associado da Universidade Federal do Rio Grande do Sul (UFRGS).

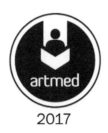

2017

Obra originalmente publicada sob o título:
Functional Training for Athletes At All Levels
ISBN 9781569755846
Copyright © 2007, Ulysses Press

Gerente editorial: *Letícia Bispo de Lima*

Colaboraram nesta edição

Editoras: *Dieimi Deitos e Priscila Zigunovas*

Assistente editorial: *Paola Araújo de Oliveira*

Capa: *Márcio Monticelli*

Imagens de capa: © *shutterstock.com/DeanDrobot, bropped image of a sprinter getting ready to start at the stadium*

© *shutterstock.com/dotshock, basketball game sport player in action isolated on black background*

© *shutterstock.com/pio3, Professional woman swimmer inside swimming pool*

Imagens do miolo: *páginas 17, 91, 99, 114-119, 136 (exceto variação), 150:* © *Jack Liu páginas 6, 21, 37:* © *Eric Evans demais fotos: Andy Mogg*

Preparação de original: *Ana Claudia Regert Nunes Bragé*

Leitura final: *Cristine Henderson Severo*

Editoração eletrônica: *Formato Artes Gráficas*

Reservados todos os direitos de publicação, em língua portuguesa, à
ARTMED EDITORA LTDA., uma empresa do GRUPO A EDUCAÇÃO S.A.
Av. Jerônimo de Ornelas, 670 – Santana
90040-340 – Porto Alegre – RS
Fone: (51) 3027-7000 Fax: (51) 3027-7070

Unidade São Paulo
Rua Doutor Cesário Mota Jr., 63 – Vila Buarque
01221-020 – São Paulo – SP
Fone: (11) 3221-9033

SAC 0800 703-3444 – www.grupoa.com.br

É proibida a duplicação ou reprodução deste volume, no todo ou em parte,
sob quaisquer formas ou por quaisquer meios (eletrônico, mecânico, gravação,
fotocópia, distribuição na Web e outros), sem permissão expressa da Editora.

IMPRESSO NO BRASIL
PRINTED IN BRAZIL

Apresentação à edição brasileira

A designação "treinamento funcional" é aplicada atualmente de forma indiscriminada e, muitas vezes, errônea a qualquer exercício não tradicional executado em plataformas instáveis, elásticos e *kettlebells*, quando não em uma exótica combinação desses vários elementos.

Na realidade, não existe uma única definição correta sobre o que é treinamento funcional. Cada autor, em função de sua bagagem profissional, área de atuação e visão sistêmica, tem a sua definição.

Treinamento funcional para atletas de todos os níveis é um manual, uma enciclopédia sobre técnicas de treinamento e exercícios funcionais voltados ao esporte de alto rendimento cuja filosofia de treinamento reflete a visão combinada de Michael Boyle, Gray Cook e Vern Gambetta.

Boyle é treinador de times de futebol americano, basquete e hóquei e Cook é fisioterapeuta. Gambetta foi, talvez, o pioneiro nessa área, com mais de trinta anos dedicados ao treinamento funcional. Cada um deles tem sua visão e definição do que é treinamento funcional.

Contudo, existe uma linha de pensamento comum a esses autores. Todos concordam que treinamento funcional é treinar com um propósito. Se o atleta em questão for um corredor de longa distância, faz sentido utilizar treinamento pliométrico, uma vez que esta modalidade irá aumentar sua economia de corrida. Se for um corredor de cem metros rasos, faz sentido treinar levantamento de peso olímpico, uma vez que esta modalidade irá transferir potência ao seu esporte. Não é o equipamento utilizado que define o que é ou não é treinamento funcional; é a sua utilidade ao caso que se apresenta.

Esta obra apresenta um grande diferencial em relação aos seus congêneres em função de que o autor tem a preocupação de fornecer uma estruturação lógica dos exercícios com as progressões necessárias para empreender esta modalidade de treinamento de maneira segura e eficiente.

Outro diferencial desta obra é a abrangência de técnicas e exercícios funcionais cobrindo desde o aquecimento, passando pelo *core*, treinamento de força, treinamento pliométrico, potência, velocidade e agilidade. Para cada uma das etapas, Radcliffe oferece uma ampla gama de possibilidades cobrindo, até onde sei, todos os exercícios já concebidos até este momento. Uma verdadeira enciclopédia de treinamento funcional.

Treinamento funcional para atletas de todos os níveis é uma obra indispensável a todos os profissionais da área de treinamento físico interessados em se manter alinhados com a filosofia de treinamento funcional mais utilizada atualmente.

Prof. Ivan Jardim
Especialista em reabilitação e treinamento funcional

Dedicatória

Para os Lopezes:
Mike Jr., Cath e Mike Sr.
Uma real inspiração no treinamento, no esporte e, especialmente, na vida.

Agradecimentos

Primeiramente, o agradecimento vai para Nick Denton-Brown, da Ulysses Press, por me abordar com a ideia para este livro. Agradeço a Lily Chou por ser uma editora maravilhosa e dinâmica e a Andy Mogg por suas fotografias. Também quero agradecer a Mike Bellotti, o principal treinador de futebol da University of Oregon, por me dizer que eu deveria realizar este projeto; e a outros membros do Oregon Athletic Department por sua ajuda com esse processo. Bill Moos foi um diretor de atletismo maravilhoso para o qual e com o qual trabalhei. Obrigado a Gary Gray, Dave Williford, Oscar Palmquist e Jack Liu – sou grato por sua ajuda profissional com fotografias e informações legais. Muita gratidão vai para Vern Gambetta por seu *insight,* entusiasmo, amizade e, acima de tudo, sede de conhecimento. Grande ajuda no estudo de muitos dos conceitos neste livro veio de dois excelentes pesquisadores: Louis Osternig e V. Pat Lombardi. Muitos anos de gratidão para meus colegas de treinamento Geoff Ginther, Jeremy Pick e Tom Hirtz, treinadores apaixonados, ótimos professores e bons amigos. Também seria negligente em não agradecer a cada treinador e atleta que passou pelo departamento de atletismo da University of Oregon na minha época – aprendi com todos eles.

Acima de tudo, devo agradecer à minha família: Clay Erro, que na realidade é meu irmão, mentor e inspiração de treino constante; meus sobrinhos e afilhados, parceiros de treinamento; meus pais, Bill e Helen, sem dúvida as pessoas mais sensacionais que conheço; e minha esposa, Janice, a professora perfeita, pesquisadora, mestre, companheira de viagem e melhor amiga.

Sumário

Parte I – Visão geral

Por que treinar para a função?	2
Benefícios do treinamento funcional	4
A função do aquecimento	9
A função do treinamento do *core*	10
A função do treinamento de força	12
A função do treinamento de potência	14
A função do treinamento de *sprint* (aceleração final)	18
A função do treinamento de agilidade	22
Antes de você começar	24

Parte II – Programas

Como utilizar este livro	28
Planejamento do programa	31

Parte III – Exercícios

Aquecimento dinâmico	62
Treinamento do core	79
Treinamento de força	97
Treinamento de potência	116
Treinamento de velocidade	155
Treinamento de agilidade	165

Referências	174
Índice	175

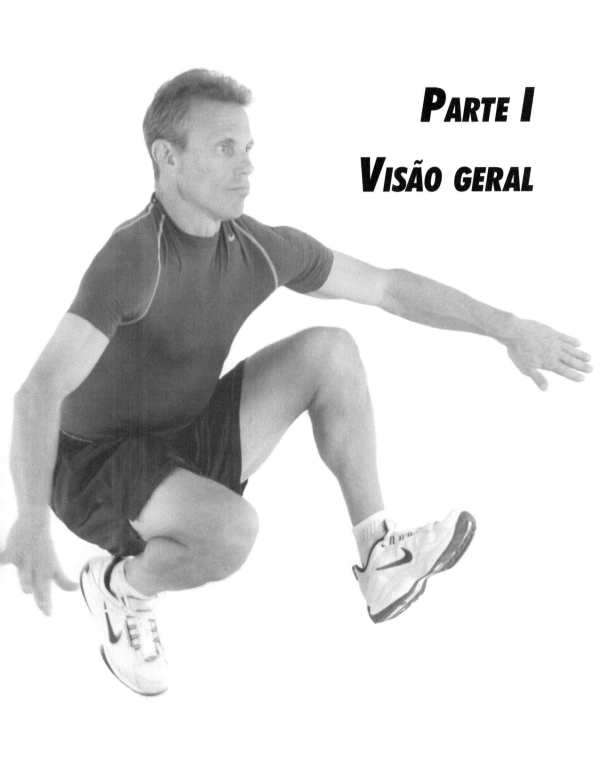

PARTE I
VISÃO GERAL

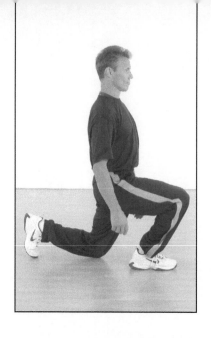

Por que treinar para a função?

Qualquer indivíduo que pratica esportes e deseja melhorar sua saúde e desempenho precisa de um programa de treinamento que 1) prepare-o para os rigores do esporte e seus movimentos e 2) melhore os aspectos técnicos e fisiológicos de como o esporte é realizado. É raro encontrar um esporte ou uma atividade atlética que não envolva postura, equilíbrio, estabilidade e mobilidade.

A maioria dos jogos é disputada em pé, sobre os pés e com flexões, extensões e rotações em várias direções. O treinamento dessas funções ajudará a melhorar o desempenho e a manter a saúde. A capacidade de mover-se com mobilidade e estabilidade serve para lhe manter no caminho correto do sucesso e este livro irá lhe mostrar o caminho.

Muitos terapeutas, técnicos, treinadores e profissionais estão desenvolvendo um trabalho formidável na área do treinamento com um propósito "funcional". Mas o que exatamente é "treinamento funcional"? Se você digitar o termo em um *site* de pesquisas, milhares de *links* com centenas de diferentes definições irão aparecer. De maneira similar, pergunte a 10 profissionais experientes ou renomados como eles definiriam "treinamento funcional" e você obterá 10 respostas diferentes.

Vern Gambetta, autor, médico, técnico de atletismo e antigo preparador físico da National Basketball Association (NBA) e da Major League Baseball (MLB), tem uma ampla experiência definindo, explicando e respondendo questões sobre esse conceito que ele ajudou a criar. Ele afirma que o treinamento funcional "incorpora um amplo espectro de treinamento projetado para extrair uma resposta adaptativa favorável e apropriada ao esporte ou atividade para o qual se está sendo preparado". Mike Boyer, outro bem-sucedido treinador e profissional inovador dessa área, explica que treinamento funcional é um treinamento objetivo, que é representado como "treinamento de esportes em geral". Basicamente, essa abordagem emprega o controle do peso do corpo de um indivíduo em todos os planos de movimento.

O propósito deste livro não é abranger todas as metodologias de treinamento funcional que são utilizadas hoje em dia. Ao contrário, o propósito de *Treinamento funcional para atletas de todos os níveis* é usar alguns dos conceitos por trás de uma trajetória funcional, como sugere Gambetta.

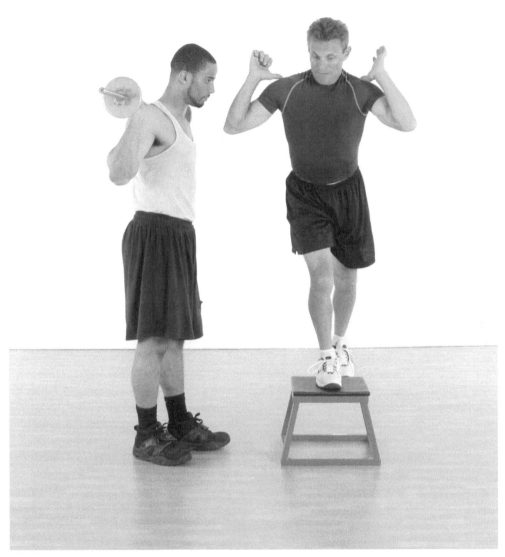

O autor, James Radcliffe, à direita, demonstra um movimento.

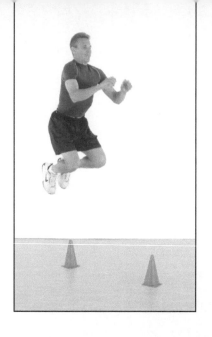

Benefícios do treinamento funcional

Em todos os esportes, são necessários vários componentes do real atletismo: força, velocidade e agilidade. Estes três podem ser resumidos em uma simples palavra – potência. À medida que você estuda o esporte, percebe que a existência de um componente sem os outros se torna extremamente limitada.

Todos os atletas procuram potência. Grande parte do treinamento atlético pode ser derivada da física simples, com a fórmula para potência sendo o foco principal. Como representada na Figura 1, treinar "funcionalidade" é empregar a fórmula e aumentar a sua capacidade de criar força aumentando a potência. Força x velocidade (ou, como alguns professores preferem aconselhar, força × tempo) é potência. Contudo, o atleta que emprega os princípios do treinamento funcional não irá negligenciar o aspecto da distância. A capacidade de produzir a quantidade ideal de força na menor quantidade de tempo, e por meio da maior distância, é potência atlética.

Para utilizar sua capacidade máxima, você: 1) deve ter força suficiente para exercer quantidades ideais de força *versus* os efeitos da gravidade; 2) fazer isso por meio da maior distância permitida pela extensão, mobilidade e coordenação do seu corpo, forçando ou tracionando com o torso; e 3) fazer isso na menor quantidade de tempo, com a maior eficiência de trabalho total. Por meio do uso conjunto desses três componentes e em sintonia um com o outro, promove-se o sucesso do desempenho atlético (ver Fig. 1).

Para os atletas, a energia na forma de aplicação de força não é funcional a menos que possa ser aplicada com uma postura ereta e equilibrada em um ou ambos os pés. Velocidade e agilidade não são funcionais se as articulações do corpo não são móveis

---

ELEMENTOS DE POTÊNCIA

$$P = \frac{F \times d}{t}$$

Potência...
- Aplicação de força = "energia"
- Transição da distância = "agilidade"
- Redução de tempo = "velocidade"

Figura 1.

ou estáveis o suficiente para aplicar a força e/ou mudar a direção necessária para um desempenho seguro e bem-sucedido. Portanto, a *função* da potência atlética é aplicações posturais fortes de força, equilibradas sobre o torso e estabilizadas pelas articulações que cruzam o torso, em velocidades e direções que são ideais para o desempenho bem-sucedido.

O treinamento com os conceitos apresentados neste livro permitirá que você aumente as quantidades de força que aplica (desenvolvimento de força). Embora muitos programas façam isso, o método do treinamento funcional desenvolve força com o uso de técnicas que coordenam o uso de todo o seu corpo. Por exemplo, muitos corredores melhoram sua força para ajudar na capacidade de correr. Contudo, os corredores que não mantêm uma postura de quadril alta ou postura de corrida elevada (uma postura que chamamos de "sentada") não executam cada passada de modo eficiente. Portanto, à medida que eles ficam "mais fortes" a partir de seu treinamento mais tradicional, grande parte dessa força é desperdiçada por sua incapacidade de usá-la para melhorar a eficiência de suas passadas, para não falar dos fatores de lesão que podem surgir pela forma e técnica inadequadas.

O treinamento funcional ajuda a melhorar a distância (postura) durante a qual a produção de força aumentada percorrerá. O terceiro componente, a redução eficiente do tempo (desenvolvimento de velocidade), será outro produto. Com o uso do exemplo dos corredores, uma vez que tenham melhorado sua capacidade de produzir força por meio de postura e técnica adequadas, eles melhorarão suas aterrissagens e arranques, bem como a eficiência dos movimentos dos membros sobre seu torso, diminuindo, assim, a quantidade de tempo e esforço para fazer tal tarefa. Muitas pessoas treinam pesado durante anos, sem nunca contemplar o real sucesso no desempenho global. O treinamento com uma mentalidade mais "funcional" pode ajudar a atingir um sucesso maior no desempenho e na saúde global.

Postura

A postura é o modo pelo qual mantemos nossos corpos; a fim de manter nosso posicionamento, constantemente estamos fazendo ajustes sutis, chamados de oscilações posturais. O treinamento funcional melhora a capacidade de manter as posturas atléticas adequadas em posições flexionadas, estendidas e rotadas, envolvendo diferentes planos de movimento. Isso faz sentido principalmente quando é aplicado a ações posturais durante o ato da corrida em si (entre cada arrancada e aterrissagem).

Dê uma olhada em qualquer campo ou quadra esportiva de futebol, futebol americano ou basquete. Estude as posturas dos atletas que mudam de direção de forma mais rápida e potente. Você os observará dobrando os joelhos e quadris, ainda que os ombros permaneçam eretos e as costas es-

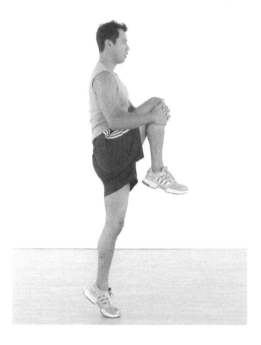

tejam planas ou arqueadas, mas não arredondadas. Se você tirar uma foto deles no exato momento da mudança de direção ou da arrancada, eles pareceriam quase estar pulando, devido ao fato de que estão flexionados nas partes de produção de potência do corpo e eretos em áreas acima do seu centro de gravidade; eles, portanto, exibem um completo controle de onde estão indo.

Um exemplo mais simples é observar um corredor de velocidade. Quando se move a velocidades muito altas, a parte inferior do corpo exibe potência mantendo uma perna flexionada para o voo e a outra estendida para a retirada dos dedos; a parte superior do corpo mantém uma postura ereta (ou alta) e um tanto rígida, ainda que relaxada. Isso permite que todos os movimentos sejam direcionados de forma adequada e com a maior eficiência. Todo o desenvolvimento técnico e atlético é destinado a mover-se a partir de uma série de posições enquanto se usa a postura adequada a fim de direcionar o corpo para os objetivos desejados do modo mais eficiente possível.

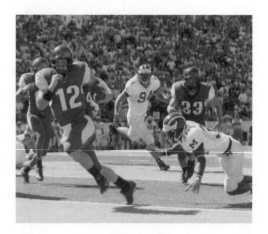

Equilíbrio

"Equilíbrio é simplesmente a capacidade de manter uma orientação estável e específica em relação ao ambiente imediato" (Oxford, 1998). Nós o praticamos o dia todo, quer estejamos sentados ou em movimento. Existem dois tipos principais de equilíbrio: estático e dinâmico. O treinamento funcional lida com o equilíbrio dinâmico, trabalhando constantemente a capacidade de manter equilíbrio e fazendo o indivíduo mudar rapidamente de direção enquanto está em um pé. Qualquer esporte que envolva corrida, saltos, chutes, oscilações e/ou patinagem (p. ex., tênis, hóquei, artes marciais, beisebol, golfe) emprega movimentos de potência pelo deslocamento de peso de uma perna para a outra. Esportes que requerem poderosos movimentos de arranque e aterrissagem partindo de apenas uma perna (futebol americano, basquete, futebol, atletismo) utilizam um alto grau de equilíbrio. A capacidade de manter uma posição sólida e capaz sobre uma base de apoio pequena é a chave para evitar uma intercepção, livrar-se de um oponente, receber uma bola, oscilar um bastão ou raquete e, acima de tudo, direcionar as suas forças nas áreas necessárias para um desempenho bem-sucedido.

Estabilidade

As pessoas que são incapazes de estabilizar as articulações dos quadris ou joelhos, devido à degeneração dos músculos, tendões e ligamentos que circundam essas articulações, muitas vezes mancam em excesso, arrastam o membro ou até mesmo precisam de bengalas, muletas e/ou outros dispositivos para ajudá-las a se movimentar. Ao realizarem rápidas mudanças de direção, em especial os movimentos menores de precisão como arremesso, chute, salto e oscilação, a capacidade de manter as articulações alinhadas na direção da força é de suma importância. O treinamento funcional, constante e continuamente, desafia a capacidade de uma articulação de resistir aos choques mecânicos e movimentos sem sofrer luxação. As progressões de habilidades neste livro desenvolvem os tipos de estabilização que melhoram o desempenho direcional, o desempenho de mudança de direção, e a saúde e o desempenho contínuos – a forma ideal de estabilidade.

Aterrissar e arrancar com força maior sobre uma pequena base de apoio (como um pé tocando o chão) enquanto corre, gira ou oscila requer a estabilização de todas as articulações, tendões e ligamentos envolvidos – isso inclui qualquer um que toque o pé no solo para virar e mudar de direção em alta velocidade, ou alguém que está chutando, oscilando ou arremessando algo com força de alta velocidade. Sem estabilização, não apenas o desempenho é ruim, mas a incidência de lesão é alta.

Mobilidade

A mobilidade é a amplitude de movimento sobre todas as articulações em nosso corpo, especialmente sobre as principais articulações que se ramificam do torso. O treinamento de movimento funcional presta constante e consistente atenção à mobilidade, em especial ao redor do centro do corpo. Este livro, e o treinamento funcional do movimento atlético, garantem que cada ação, do primeiro movimento de aquecimento ao exercício final da sessão, demande atenção a amplitudes de movimento tecnicamente sólidas em todas as direções desejadas.

Em seu livro, *Training Theory,* Franck Dick – antigo diretor de treinamento para o atletismo britânico – ofereceu um modelo sobre o desenvolvimento das características físicas básicas (Fig. 2). Ele coloca a mobilidade, que ele considerou "a variação por meio da qual a força pode ser eficientemente (técnica) aplicada", bem no meio de um triângulo de aspectos de condicionamento entrelaçados como força, velocidade e resistência. Essa mobilidade ajuda o desenvolvimento de um treinamento de força, velocidade e resistência mais especializado.

Considerei esse modelo extremamente útil e gostaria de dar um passo adiante, sugerindo que ele também é similar a uma pirâmide. As pirâmides do Egito resistiram à prova do tempo, assim como os atletas esperam fazer durante suas carreiras esportivas.

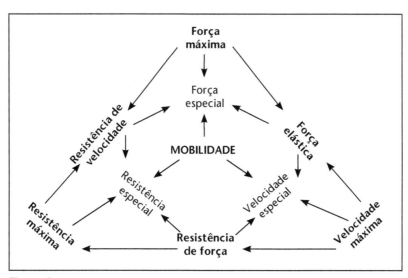

Figura 2.

As bases permanecem as mesmas, sendo aumentadas as capacidades máximas de força, velocidade e resistência. Assim como os construtores foram precisos nas linhas e nos ângulos de suas estruturas, devemos combinar de forma adequada os máximos e então aplicá-los às necessidades específicas ou "especiais" do que nos pode fornecer mobilidade ideal para nosso esporte ou atividade específica. Com frequência, os atletas (e técnicos) procuram o modelo de Dick com as setas e tentam empregar tudo junto, sem entender a necessidade de progressões para promover "melhores bloqueios de montagem", por assim dizer.

Sabemos que as especificidades de resistência para um corredor de distância média não são as mesmas de um jogador de vôlei; as especificidades de força para um nadador não são as mesmas de um atacante de futebol americano; as necessidades de velocidade para um futebolista são diferentes daquelas de um lutador. Portanto, ainda que as bases dessas diferentes pirâmides possam ser semelhantes, as paredes especializadas podem não se assemelhar. É a partir desse conceito que esperamos criar a pirâmide atlética final, com o topo da pirâmide sendo a mobilidade ideal. Cada indivíduo se desenvolve no atleta mais forte, mais rápido, mais resistente – portanto, o mais *móvel* – conforme seu empenho particular.

O fisioterapeuta Paul Chek afirmou que precisamos reaprender a capacidade de mover como nossos ancestrais (mais especificamente os homens das cavernas) se moviam. A capacidade de agachar por completo era necessária para pegar comida. As capacidades de impulsionar e girar, escalar e rastejar, arremessar e carregar eram necessárias para caçar, viajar e sobreviver. Esses movimentos não foram perdidos pelo ser humano em nossa cultura atual, mas em muitas pessoas, incluindo aqueles que tentam ser atletas de alto nível, essas habilidades estão sendo deixadas de lado. Nós nos vemos em situações nas quais estamos constantemente sendo persuadidos a evitar movimentos que eram uma parte necessária da vida. Por exemplo, fazer agachamentos completos com amplitude de movimento total nos quadris e joelhos ou girar enquanto dá um passo à frente são movimentos supostamente ruins para as articulações. Não há dúvida de que vivemos em uma sociedade mais mole no que se refere à facilidade de movimentos, no entanto, os atletas ainda precisam de muitas dessas mesmas habilidades de movimento para a sobrevivência. O conceito de desenvolver uma grande força sobre uma pequena base de apoio e os reflexos que são necessários para fazer isso é a bonificação no desenvolvimento de um atleta mais móvel.

Um surpreendente número de atletas apresenta uma baixa porcentagem de prontidão atlética para mobilidade do quadril; uma base de apoio estável circundando o tronco do corpo (estrutura do torso); conhecimento sobre a mecânica do movimento; massa corporal magra; e integridade do pé, tornozelo, joelho e quadril. Além disso, muitos têm falta de preparação devido a um estilo de vida mais sedentário, nutrição inadequada, mecânica de corrida imprópria (em especial do pé/tornozelo), menor desenvolvimento do torso e da educação física (em outras palavras, as crianças sobem menos nas árvores) e idade competitiva alta *versus* idade de treinamento infantil (o que significa que elas têm se envolvido em esportes de competição como a Liga Infantil de Beisebol/*Softball*, futebol juvenil, etc., mas não receberam o treinamento de movimento e educação física progressivos). De modo a progredir com eficiência e sucesso, o indivíduo deve estar preparado para treinar e desenvolver, não partindo de um rascunho, mas às vezes de um nível de treinamento inferior a zero – não para treinar, mas para retreinar!

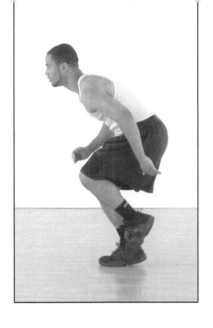

A função do aquecimento

Primeiramente, o aquecimento prepara o corpo para o desempenho, seja no treinamento, na prática ou competição. Uma boa quantidade de pesquisa prática e clínica atual reforça o conceito de que a preparação dinâmica é bem mais benéfica do que uma série de alongamentos passivos e estáticos. Quando compreendermos que o desempenho atlético é dinâmico por natureza, entenderemos que a preparação para ele também deve ser dinâmica.

Essencialmente, um aquecimento consiste em movimentos que elevam a temperatura do centro do corpo; deve haver uma leve transpiração. Esses movimentos trabalham em todos os planos e direções (frontal, sagital, transverso, para a frente, lateral, para trás) e promovem postura, equilíbrio, estabilidade e flexibilidade no atleta. Um aquecimento deve começar de forma gradual, progredindo para um tempo correspondente ao ritmo da prática e/ou competição (de caminhar ou pular a correr).

O aquecimento é a primeira oportunidade do treino na qual você pode melhorar o atletismo. Embora ele possa ter uma natureza "geral", é um momento importante para utilizar movimentos que otimizem a forma, técnica e mobilização das mesmas habilidades necessárias para o seu esporte. A maioria dos atuais atletas jovens e iniciantes tem mobilidade de quadril, estruturação do torso, mecânica de movimento e integridade de pé, tornozelo, joelho e quadril insuficientes. O aquecimento é uma ótima ocasião para começar o desenvolvimento e a melhora dessas áreas.

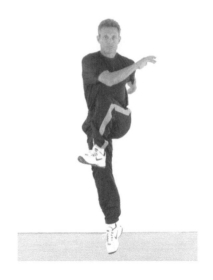

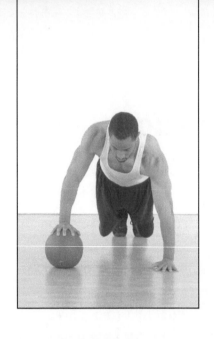

A função do treinamento do core

O trabalho de força no core é a base para todo trabalho de força – todos os movimentos de potência começam no core, desse modo, o treinamento também deve começar. De acordo com Tommy Kono, levantador de peso, funcionário e treinador olímpico de classe mundial, "a base da potência provém dos poderosos músculos do quadril e das nádegas. Daqui, a potência se irradia para fora e os grupos musculares tornam-se mais fracos em proporção a distância do centro do corpo".

"Imagine uma pedra caindo em um ponto de água parada. O momento em que a pedra entra é um respingo explosivo, seguido por ondulações poderosas saindo desse ponto. À medida que as ondulações afastam-se do ponto de entrada, elas diminuem em força e potência."

O corpo humano trabalha de modo muito parecido, com o centro do corpo sendo o "ponto de respingo" e as ondulações mais fortes sendo liberadas do torso. Se você visitar qualquer centro de treinamento, academia ou ginásio, observará uma grande percentagem da carga de trabalho sendo feita sentada ou deitada, invertendo a fórmula de radiação do centro. Isso é o oposto ao que os atletas desejam fazer; é também algo que qualquer um que deseje melhorar sua qualidade de vida em longo prazo não deve almejar.

O primeiro objetivo do treinamento do *core* é desenvolver as áreas do corpo que são responsáveis pelo início e pela coordenação do movimento. Muitos entusiastas do treinamento dedicou-se ao uso de uma série de exercícios envolvendo os músculos abdominais e lombares, principalmente executados deitado ou sentado no chão, ou com um dispositivo. Só pelo fato de você estar trabalhando especificamente o tronco ou torso não significa que você está fazendo um exercício para o "centro". Ao contrário, a maioria dos exercícios em pé que envolvem uma combinação de flexão, extensão e rotação são os melhores exercícios para o *core*. O treinamento com movimentos que constantemente visem a postura, o equilíbrio, a estabilidade e a mobilidade adequados (amplitude de movimento por todo o movimento prescrito) também envolverá o *core*, portanto, quase a maioria do treinamento funcional realizado pelos atletas é um treinamento do *core*.

Ao analisar seus exercícios e manobras de treinamento, certifique-se de que uma boa percentagem (85 a 90%) do seu trabalho envolva realmente o uso do centro do seu corpo. A força no *core* mostrou ser o elemento de base para o desenvolvimento primário. Ela deve ser colocada antes da *força absoluta*, que é como rotulamos a capacidade do corpo de manusear qualquer carga independentemente da condição – isto é, basicamente, ficar mais forte. Depois, desenvolvemos o que rotulamos de *força relativa*, ou a capacidade do corpo de manusear cargas relativas ao peso dele mesmo, de modo a melhorar o movimento. Esse desenvolvimento deve avançar para mais *força dinâmica*, que é a força e a velocidade combinadas (como no salto em altura). Por fim, desenvolvemos força elástica, ou força e velocidade com múltiplas capacidades de rebote (como no salto, no pulo e na corrida rápida). Compreender essas capacidades de força e seu desenvolvimento irá lhe ajudar a progredir e a tornar-se um atleta mais completo.

O aquecimento e os segmentos de início de cada série devem enfatizar o trabalho específico no torso (tronco, ombros e quadris). Uma série de exercícios em seu treino especializado (ver Parte II) irá trabalhar a melhora da mobilidade do quadril. Seguindo isso, a força do *core* proveniente do início irá permitir um progresso mais eficiente na força e velocidade, com diminuição dos reveses de lesões.

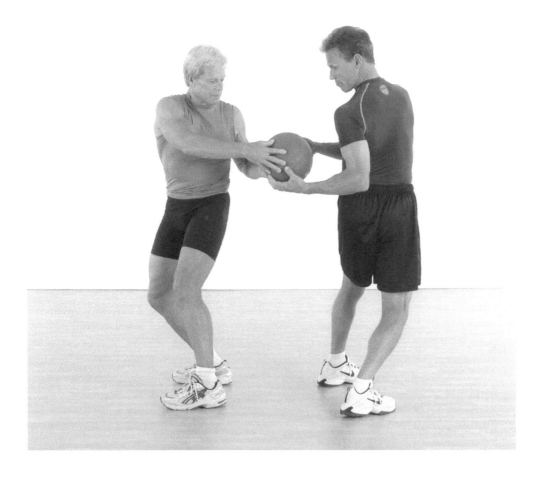

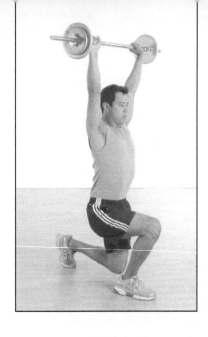

A função do treinamento de força

Para o alcance deste livro, e conforme mencionado na seção "A função do treinamento do core", força é a capacidade de manusear e mover o peso do seu corpo, e quaisquer cargas externas necessárias, por distâncias e velocidades designadas pela competição, saúde e estilo de vida. É a capacidade de puxar, agachar ou empurrar o corpo contra as forças da gravidade para o sucesso desejado.

A força necessária para se sobressair em um esporte tem parâmetros diferentes do que a força necessária para fazer uma construção ou subir escadas, e a força que um corredor de fundo precisa é diferente daquela de um lutador. Os objetivos do treinamento de força funcional podem ser simples: treinar os movimentos de puxar, agachar e empurrar, e realizar a maioria dos exercícios a partir de uma posição em pé de modo a estimular as mesmas posturas e os aspectos de equilíbrio, estabilidade e amplitudes de movimento, igual aos movimentos atléticos de competição.

Tração

Qualquer atleta que precise iniciar a partir de uma posição estacionária, saltar ou arrancar de uma posição realiza movimentos de tração. Se você observar de perto um ciclista pedalando intensamente, um corredor na pista ou um atleta de esporte de campo defendendo-se de um oponente e então desenhar as figuras de suas posições, descobrirá que as posições serão iguais àquelas das figuras que puxam peso do chão. Muitos profissionais consideram tração como todos os movimentos para baixo ou para dentro feitos com o torso superior; contudo, o movimento de tração atlético começa com a extensão a partir do chão.

Agachamento

Os movimentos de agachamento podem ser vistos de uma maneira similar, com o acréscimo da crucial rotação do quadril, que ocorre quando os quadris são posicionados abaixo do nível do joelho. O objetivo do treinamento com agachamentos é fortalecer todos os músculos do torso, dos quadris e das pernas usados na aceleração intensa, na corrida, no salto, na desaceleração e na mudança de direção. Muitos profissionais abaixam seus quadris a uma posição onde alguma parte da coxa fica em paralelo com o chão ou a articulação do joelho fica em um ângulo de 90°, mas isso nem sempre resulta em uma real rotação do quadril, nem abrange todos os músculos que circundam o quadril.

Com frequência, treinadores e profissionais dizem que a corrida e o salto não requerem tal amplitude exagerada de movimento do quadril. Contudo, ao não realizar um agachamento completo, os atletas negligenciam o treinamento das áreas do corpo que são usadas no movimento altamente competitivo, como pode atestar o nosso trabalho com a *University of Oregon Strength & Conditioning Program and Exercise and Movement Science*. Em um período de 15 anos, no qual os primeiros sete foram uma batalha constante para fazer os atletas atingirem essa posição e postura de agachamento, coletamos dados que mostraram aumentos na força e na potência global da perna, bem como diminuições notáveis nos problemas lombares, isquiotibiais e na virilha. Movimentos de impulso e agachamento feitos com apenas uma perna também trazem "função" ao trabalho de fortalecimento da perna. Eles reproduzem os movimentos de corrida e corte enquanto incorporam posturas e aspectos de estabilidade similares e fortalecem as pernas com menos estresse global e intensidade colocados sobre a coluna e o torso.

Pressão

Em termos de treinamento funcional, os movimentos de pressão devem ser feitos a partir de uma posição ereta. Isso não pretende derrubar o exercício de supino ou outros movimentos de pressão deitados ou sentados, uma vez que estes têm seu lugar no treinamento. Contudo, fazer pressão a partir de uma posição ereta requer mais das funções associadas com o atletismo. Pressionar com postura ereta, equilíbrio alterado, torso estabilizado, mobilidade nos quadris e ombros e mover os pés e as pernas em posições de alavanca – essas são capacidades atléticas a serem melhoradas com o treinamento.

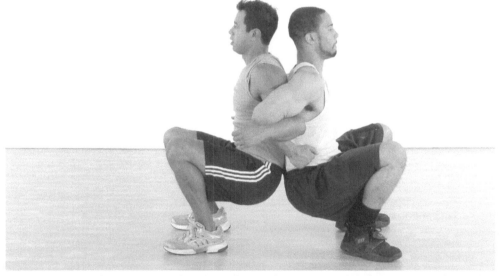

Posicionar os quadris abaixo do nível do joelho resulta em uma verdadeira rotação do quadril.

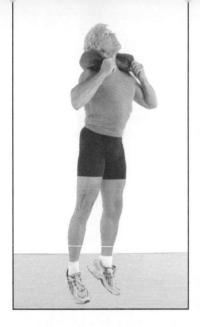

A função do treinamento de potência

A necessidade de aumentar a potência melhor uso do que está disponível ao corpo; força funcional; velocidade direcional e agilidade de transição) encaixa-se, de algum modo, no perfil de cada atleta. Mesmo nossas experiências com ultramaratonistas (+ de 80 km) e triatletas nos mostrou que esse método de treinamento para potência pode ajudar na eficiência de cada passo, pedalada ou braçada, auxiliando a resistência pela diminuição da quantidade de movimentos desperdiçados e da perda de energia por movimentos ineficientes e menos potentes.

Treinar com sobrecargas resistentes ou a gravidade desenvolve uma maior produção de força. O manuseio de sobrecargas temporais de modo neuromuscular e técnico e o manuseio de sobrecargas espaciais (com movimentos nos planos sagital, frontal e transverso) melhora a velocidade. Isso envolve o quociente de distância e vários outros aspectos. Um aspecto é antropometria (a diferença no comprimento do torso e membro afeta a capacidade de se mover com eficiência em uma distância ideal). O quociente de distância envolve mobilidade, agilidade e as capacidades de movimento em alcances efetivos que podem envolver mudanças eficientes de direção. A coordenação também deve ser incluída para totalizar efetivamente as forças durante todas as distâncias requeridas com o tempo apropriado (Fig. 3). A técnica adequada separa atletas que podem aplicar potência durante todo o uso pleno de seus corpos daqueles que, devido a limitações com a técnica, impedem sua capacidade de ser tão poderosa e efetiva quanto possível.

Basicamente, para aumentar a potência atlética você precisa:

1. Exibir força de explosão e aceleração a partir de um início imóvel.
2. Exibir força dinâmica, unindo força com velocidade e o uso de movimentos contrários (o ciclo de alongar-encurtar).
3. Exibir uma capacidade elástica-reativa de rebote sobre múltiplas respostas (em termos mais práticos, a capacidade de ser mais como uma "superbola" do que como um tomate).

A melhora da força inicial e a capacidade de acelerar explosivamente a partir de um ponto imóvel é importante em cada esporte de campo e quadra, no tatame de combate,

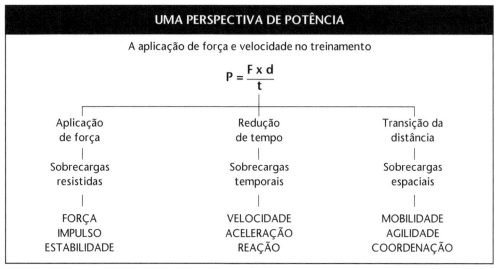

Figura 3.

na piscina de natação e no velódromo. A força possui o seu maior valor para um atleta quando ela pode ser exibida a uma taxa rápida. O treinamento melhora essa capacidade de força dinâmica: "Se você desejar ser rápido, deve treinar rápido". É um pouco mais complicado do que isso, mas não muito. Se todo o seu treinamento de força não incorporar um componente de movimento dinâmico ou rápido, então a sua capacidade de demonstrar qualidades dinâmicas em competições pode ser diminuída.

A reatividade-elástica é a capacidade de ricochetear do solo com cada passo, passada e salto de potência, ou de um objeto com uma pressão, tração ou movimento contrário. A força elástica é mais bem demonstrada no movimento repetitivo (respostas múltiplas).

Os programas de treinamento que são mais embasados em dados práticos e de pesquisa sobre a melhora dessas qualidades são os levantamentos explosivos, o treinamento pliométrico e o uso de treinamento de contraste, também conhecido como "treinamento complexo" (ver a seguir).

Pliometria

Os exercícios pliométricos (p. 123-154) são um componente importante para aumentar a potência e melhorar a capacidade de combinar força (forças da gravidade), velocidade (taxa de execução e tempo de contato no solo) e agilidade (coordenação de arranques e corrida em uma série de direções) – e fazer isso apenas com o uso do peso do próprio corpo.

Entre os conceitos que você encontrará neste livro, estão:

Saltos em um pé só. O ritmo de saltos é aquele de um simples arranque e aterrissagem do mesmo pé. Dê um passo e arranque com o pé direito, aterrisse novamente sobre o pé direito antes de dar o passo e aterrissar com o esquerdo. Esse ritmo direito-direito, esquerdo-esquerdo, direito-direito, esquerdo-esquerdo pode ser aplicado a movimentos em todas as direções (à frente, lateral e para trás).

Pulos. Obter a altura máxima, ou "projeção dos quadris à frente" utilizando ambas as pernas no arranque e na aterrissagem.

Impulsos. Obter a máxima distância horizontal, realizada com ambos os pés juntos ou de modo alternado para fins de ensinar e aprender de modo progressivo e apropriado.

Giros. Rotar e/ou participar de um movimento lateral do torso.

Lançamentos/Passes. Projetar movimentos da parte superior do torso e dos membros que ocorrem abaixo e/ou na frente da cabeça.

Arremessos. Projetar movimentos da parte superior do torso e dos membros que ocorrem acima, sobre e/ou por entre a cabeça, significando a diferença entre arremessos e lançamentos/passes.

Saltos. Atingir altura e distância com taxa máxima de movimento cíclico da perna. Com a complexidade de saltos, as progressões iniciais usam ambas as pernas para a projeção alta do quadril e a ação cíclica da perna para todas as direções, então avançando para manobras de apenas uma perna.

Treino de base e progressões

Se a potência é o seu objetivo final, então você deve colocar a mesma quantidade de ênfase e atenção aos efeitos combinados de força, velocidade e agilidade. Em nosso modelo (Fig. 4), enfatizamos força, velocidade e agilidade em uma sessão de treinamento, visto que esses componentes compõem a totalidade da potência. A *porção de preparação* é basicamente aquecimento. A *porção técnica* da sessão de treinamento é a transição dos efeitos do aquecimento para manobras mais específicas no domínio das habilidades da sessão (p. ex., corrida no lugar para sessões de velocidade, exercícios na barra para sessões de levantamento de peso). A *porção de desenvolvimento* é a parte principal da sessão diária, a sessão dedicada à carga ou descarga via treinamento com peso, treinamento de salto, treinamento de velocidade, etc. O segmento final da sessão é chamado de *porção de transição*. Ele é dedicado à melhora na tomada de transição, dentro de si mesmo (flexão, extensão e rotação), nos limites do campo ou quadra de jogo (de um ponto para outro), ou para a próxima sessão de treinamento (recuperação e/ou restauração).

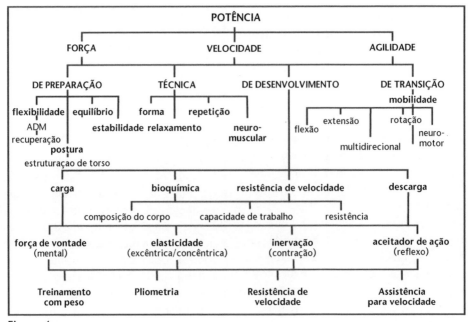

Figura 4.

Contrastando as progressões

O *treinamento complexo* incorpora diferentes cargas de treinamento, velocidades e estilos na procura pelo desenvolvimento de potência atlética. Por exemplo, você pode realizar trabalhos de força e velocidade na mesma série, ou manobras pliométricas junto com treinamento de peso com grandes resistências.

Para os propósitos deste livro, usaremos as seguintes definições básicas para formar as seleções de exercícios:

Complexos = a execução de repetições de dois ou mais estilos de exercícios dentro da mesma série (p. ex., tração/pressão/agachamento x 3 = 3 trações + 3 pressões + 3 agachamentos ou agachamento/salto x 3 = 3 agachamentos + 3 saltos).

Combinações = a alternância de repetições de dois ou mais estilos de exercício dentro da mesma série (p. ex., tração e agachamento e pressão x 3 = 1 tração + 1 agachamento + 1 pressão x 3).

Contraste = a alternância de série por série de exercícios pesados e leves (p. ex., agachamento/salto vertical ou agachamento rápido = 3 x 80% / 3 x 35% / 3 x 85% / 3 x 35%).

Tradicional = a realização de uma série de resistência mais leve antes da série de resistência mais pesada (p. ex., séries de cargas graduais = 3 x 70%, 3 x 80%, 3 x 85%...).

A lógica para o uso do treinamento complexo é para um melhor emprego do tempo (sessão de exercício), do espaço (chão, trabalho, etc.) e do equipamento (barras, halteres, etc.) bem como aumento do volume de treinamento, variedade de ciclos de séries e treinamento e capacidade de trabalho metabólico. Uma revisão de 14 estudos de pesquisa sobre essa metodologia descobriu que 11 mostraram efeitos positivos dos complexos protocolos de treinamento, dois não ofereceram evidência de que os protocolos de treinamento complexos eram efetivos e um teve efeitos de treinamento negativos.

Os participantes precisam trabalhar em intensidades altas, tanto em força quanto em velocidade, a um volume que seja baixo o suficiente para proteger contra a fadiga indevida. Os exercícios complexos devem ser biomecanicamente similares bem como devem trabalhar várias articulações. O treinamento complexo pode ser utilizado uma a três vezes por semana, permitindo a recuperação adequada (recomendam-se 48 a 96 horas). O momento de períodos de repouso dentro da série tem uma ampla gama de sugestões. Recomendamos o repouso de 1 a 4 minutos.

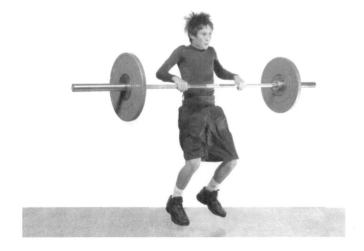

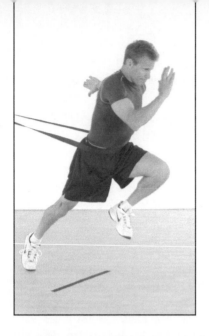

A função do treinamento de sprint (aceleração final)

O objetivo do treinamento de sprint é simples: ir mais rápido do ponto A para o ponto B. As manobras do treinamento de sprint na Parte III são dedicadas a melhorar a sua capacidade de correr mais rápido, de modo mais eficiente e em múltiplas direções.

A melhora da velocidade da corrida possui componentes básicos, como ritmo e cadência próprios e a coordenação da potência muscular. Ela requer o treinamento inteligente da forma, resistência e flexibilidade apropriadas. Músculos relaxados e "soltos" movem-se com mais rapidez, enquanto os tensos respondem com mais lentidão.

As manobras de corrida nas páginas 155-173 são realizadas de um modo progressivo para desenvolver habilidades de corrida, em primeiro lugar um modo de *aceleração*, depois modo de *velocidade* e, por fim, um modo de *manutenção*, assim como a ordem que ocorre no atletismo. Essas manobras também evitam movimentos que promovam uma mecânica de corrida inadequada. A exclusão da mesa flexora, pique no lugar e *jogging* é pelo modelo. Qualquer exercício que estimule o movimento no joelho em vez de no quadril apenas ajuda no desenvolvimento da mecânica de corrida insatisfatória – especialmente o *sprinting* – e é evitado neste livro.

Comprimento da passada

O comprimento da passada é um grande fator determinante para o aumento da velocidade. Independentemente da altura, todas as pessoas rápidas têm uma passada longa, eficiente. Sem uma passada efetivamente longa é difícil correr mais rápido. A melhora do "comprimento de passada efetivo" (Fig. 5), que é a projeção dos quadris (Seagrave & O'Donnell) resulta no seguinte:

- Aumento da razão de força/peso corporal, o atleta sendo muito forte e potente em proporção ao peso do seu corpo.
- Aumento da mobilidade articular – quanto maior a flexibilidade, melhor a amplitude de movimento pela qual o atleta pode exercer a força.

- Desenvolvimento de uma maior coordenação – o atleta pode canalizar de modo eficiente a força e a capacidade de explosão em uma forma de corrida mais coordenada.

Quando você observa corredores rápidos, percebe que eles correm eretos ou com seus quadris altos, com uma linha reta de empuxe; a alavancagem do corpo, ou inclinação do torso, está alinhada para transferir potência. Isso deve mudar, contudo, sempre que mudanças de direção e rápidos cortes ou reações são feitos. Mas, para a aceleração ideal e obtenção da velocidade plena, o corpo deve estar alinhado reto e alto. Tudo se move em uma linha reta, os pés não apontam para fora, os braços não cruzam a linha média do corpo. Há um chute alto da perna de recuperação. Quanto mais curta a alavanca, mais rápido a perna se recupera a cada momento (passada). Quanto maior o movimento do joelho para cima e para a frente, maior a força na direção oposta na perna, no pé e no tornozelo de impulso. Em consideração à ação do braço, os cotovelos impulsionam nos ombros com mãos e antebraços relaxados. As mãos permanecem abaixo do nível do ombro, com os polegares para cima para ajudar os cotovelos no bombeamento para trás com a recuperação à frente, não sobre o corpo.

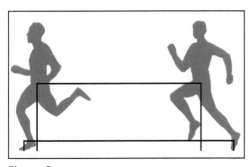

Figura 5.

Ponto de ênfase

Corra com seu tornozelo preso, como se seus artelhos estivessem tentando tocar seus joelhos; exploda a partir de seu pé e tornozelo o máximo que puder. Essa regra de artelho para cima impulsiona o tornozelo e diminui o tempo de contato com o solo.

Os seus joelhos devem gerar potentes impulsos para cima e para a frente. Certifique-se de que eles conduzam na direção desejada. Deve haver uma boa e completa extensão da perna mais atrás (suporte) para acompanhar um bom impulso de joelho, além do movimento máximo para trás no cotovelo; isso maximiza o comprimento durante toda a aceleração.

O movimento deve ser em linha direta (para a frente, e não para cima) ou no ângulo em que você escolher girar. Os seus ombros devem ficar alinhados com a direção do objetivo; certifique-se de que os ombros e o pescoço estejam relaxados para permitir um impulso de cotovelo ideal e um tronco ereto. A cabeça deve ser mantida ereta e relaxada, com os olhos focados no objetivo. O lábio inferior e as bochechas devem mexer à medida que você se movimenta.

As manobras e progressões na Parte III (p. 155-173) são uma maneira simplificada para se atingir os objetivos mencionados. Elas são divididas em três principais áreas:

1) **A capacidade de iniciar a partir da completa imobilidade e projetar os quadris, imediatamente, em qualquer direção.** A avaliação clínica e prática sustenta que todos os bons inícios são o resultado da eliminação de passos falsos e no chão, assim, os quadris movem-se, imediatamente, na direção desejada.

2) **A capacidade de acelerar de modo efetivo.** Isso também é a eliminação de passos falsos que pousam na frente

OS DEZ MANDAMENTOS DA CORRIDA RÁPIDA

1. Entender que a execução é baseada no relaxamento e no foco.
2. Perceber que a qualidade da coordenação neuromuscular vem antes da quantidade de força e potência.
3. Treinar para a técnica antes do desenvolvimento da velocidade.
4. Enfatizar o desenvolvimento específico dos movimentos rápidos coordenados.
5. Utilizar exercícios e manobras que sejam específicas para os resultados desejados.
6. Lembrar que o comprimento da passada pode ser desenvolvido de forma mais rápida do que a frequência da passada.
7. Reconhecer que o "comprimento de passada efetivo" é a projeção do quadril e a razão da força e potência sobre o peso do corpo.
8. Reconhecer que a velocidade e a força são mais produtivas quando a velocidade é superior à força.
9. Saber que o desenvolvimento de velocidade vem antes da velocidade de resistência.
10. Compreender que a velocidade é um processo que exige refinamento longo, dedicado e consistente.

do quadril e joelho. As mecânicas da aceleração são mecânicas de *pressão*. O pé fica inteiramente no chão com o peso sobre a porção dianteira. O queixo fica à frente (positivo) sobre a parte média do pé. O empuxe é ativo, para baixo e para trás. Não deixe apenas o pé cair.

3) **A capacidade de transição para outra marcha (p. ex., desaceleração, mudança de direção).** Trata-se de uma marcha mais alta (alta velocidade). Envolve a eliminação das mecânicas de tração e passada exagerada e o uso de mecânicas de *perna* com o ciclo apropriado, bem como a recuperação da perna.

Posições iniciais

Na corrida, os inícios de dois ou três pontos (p. 155-159) são uma progressão de arrancadas explosivas de quatro posições principais. A progressão sempre começa com uma posição inicial de dois pontos (onde os dois únicos pontos sobre o chão são ambos os pés) para desenvolver equilíbrio, estabilidade de arranque e eliminação de passos falsos. Após a posição inicial de três pontos (ambos os pés mais uma mão em contato com o chão) ser assumida, essas habilidades são suavizadas ou, muitas vezes, deterioradas. A produção de potência de um início de três pontos pode ser bastante aumentada se as posturas de dois pontos forem treinadas. Os inícios das variadas posições de dois pontos ajudam a treinar movimentos de corte em situações de mudança de direção. Os inícios devem se concentrar nos primeiros três a cinco passos. Os três conceitos mais importantes desses inícios são:

- O arranque inicial deve ser feito com ambos os pés.
- O torso deve estar rigidamente estabelecido, dos quadris aos ombros.
- Os passos principais devem ser rápidos e direcionados para impulsionar os quadris.

SÉRIES "A" e "B"

Há uma controvérsia sobre o uso de séries "A" (dedo erguido/joelho erguido, aceleração da coxa) e "B" (dedo/joelho/calcanhar erguidos, reaceleração) para o treinamento de *sprint* (ver p. 161-164), derivado da sequência de Gerald Mach. Com frequência usadas para diversos trabalhos técnicos, rotinas de aquecimento e marcha, as manobras "A" e "B" focam os músculos usados na corrida e treinam estes de modo a não ter de fazer corridas repetitivas e cansativas. Elas não são exercícios de forma e técnica. Você pode melhorar a técnica de aceleração mais cedo e com mais consistência com o uso de resistência, como colinas e trenós. Usar a série B para o trabalho da técnica pode travar a curva de aprendizado em vez de auxiliá-la. Essas manobras são mais bem empregadas para treinar corridas de forma frequente. Elas podem ser usadas em situações de aquecimento, em dias alternados do condicionamento pesado ou como treinamento de reabilitação e recuperação de lesões nos isquiotibiais, nos flexores do quadril, na virilha e na musculatura lombar, uma vez que uma boa parte dessas lesões provém de fraqueza nos quadris e passada excessiva. Se você apenas tratar e fortalecer os isquiotibiais doloridos ou tensionados e depois reabilitá-los com *jogging* — após retomar a corrida — as principais causas de estiramentos e tensões não terão sido tratadas. Desse modo, volte a ficar em forma para a corrida por meio dessas manobras.

As posições iniciais nas páginas 155-159 são uma parte dos reais movimentos atléticos em esportes que requerem uma posição inicial estacionária (tênis e outros esportes de raquete, futebol americano, beisebol e *softball*, voleibol, gols dos esportes de rede, basquete, futebol e hóquei de campo e no gelo). Estas também são progressões para posições que ajudam nos princípios de mudança de direção descritos na seção de agilidade (a seguir).

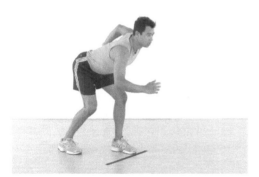
Posição inicial de dois pontos.

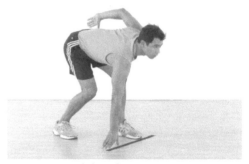
Posição inicial de três pontos.

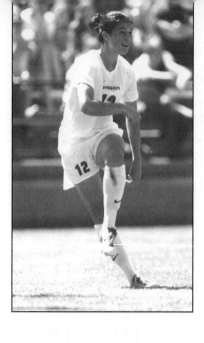

A função do treinamento de agilidade

O treinamento de agilidade funcional envolve a capacidade de mudar o corpo de posição, posicionar-se em um campo ou quadra de jogo e/ou evitar rápida e precisamente obstáculos sem perder equilíbrio. A maioria dos profissionais sugere que isso depende da potência muscular, da coordenação, da mobilidade e das capacidades de reação.

Os objetivos para melhorar a agilidade são bem definidos. Primeiro, deve-se melhorar a capacidade de mudar de direção em altas velocidades. Segundo, é necessário entender que a agilidade é basicamente a capacidade de "virar e correr". O correr fazendo mudanças de direção, o que rotularemos de "quebras" e "cortes", pode ser dividido em duas manobras simples: mudanças de direção em velocidade e mudanças de direção com potência.

A *mudança de direção em velocidade* envolve ser capaz de brecar sem desacelerar. É a mudança de direção de ângulos menores, partindo da região medial do pé ou do lado do pé na direção do movimento. O passo de mudança de direção (p. 156) é uma introdução a esse movimento. *Mudanças de direção com potência* envolvem desaceleração maior e então uma reaceleração, partindo da lateral do pé e irrompendo em direções de ângulos maiores. A mudança de direção com potência requer uma considerável força dinâmica, postura e estabilidade de modo a fixar o pé e fazer o movimento de corte sem passos em falso em qualquer direção, a não ser por baixo do quadril. A projeção do quadril como praticada pelo passo aberto (p. 156) e passo em queda (p. 157) é uma introdução aos movimentos de mudanças de direção com potência.

Em muitas das experiências e coletas de dados da *University of Oregon Strenght & Conditioning Program and Exercise and Movement Science*, encontramos respostas simples ao debate sobre se um movimento cruzado é melhor do que um passo aberto ou vice-versa. Nos atletas novatos, o passo cruzado tem demonstrado uma transferência inicial mais rápida. A análise por vídeo revela que, sem a prática, eles impulsionam com ambos os pés e projetam os quadris melhor do que os passos abertos não praticados. Com frequência, os quadris são mantidos mais altos, igual aos corredores de velocidade e mudanças de direção em velocidade. Em diversos esportes, contudo, o passo cruzado pode levar a posições impróprias no campo ou quadra. A técnica de cruzamento também pode levar a sequências de passos que não são tão eficientes como a técnica aberta devido a outras necessidades de mudança de direção. Após o atleta ser treinado na arte de projetar os quadris a partir da técnica aberta, os tempos de transferência inicial ficam mais comparáveis e isso pode ser mais útil em determinadas posições e padrões no campo ou quadra. A mesma analogia pode ser feita para as opções de giro e corrida para trás. Nessa situação, o passo de pivô (p. 157) possui os mesmos aspectos de padrão e posição que o cruzado e não se mostrou mais rápido em qualquer um dos nossos estudos de transferência inicial. Isso novamente ocorre, em especial, devido a uma incapacidade de projetar os quadris de imediato na direção desejada.

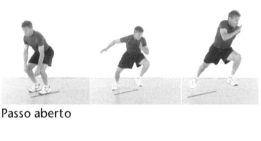

Passo aberto

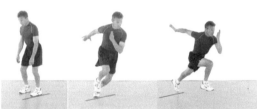

Passo cruzado

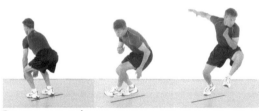

Passo em queda

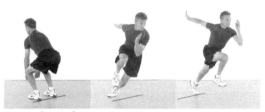

Passo de pivô

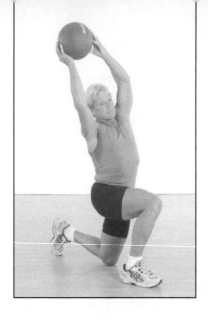

Antes de você começar

Este livro é redigido para indivíduos de variadas idades e capacidades. Como o livro é progressivo por natureza, você deve conseguir começar com os exercícios iniciais; à medida que se sentir mais confortável com eles, pode prosseguir. Tendo isso em mente, os únicos pré-requisitos são ter a liberação por parte do médico ou ortopedista, assim como qualquer programa de esporte requer de seus atletas.

Apoio

Ao iniciar os movimentos mais potentes, você irá desejar ter um apoio adequado. Colocar seus pés diretamente sob seus quadris irá garantir uma boa produção de força biomecânica a partir dos pés subindo pelo torso; posturas mais amplas, por outro lado, inibem o início de potência. O torso deve estar ereto, com as costas planas ou arqueadas, o tórax expandido à frente e quadris inclinados para trás. Ficar em pé com os quadris dobrados e as costas arredondadas leva a posturas e desempenhos moles, como você pode facilmente notar – uma postura de torso insatisfatória não parece potente. Os seus pés devem manter contato total com o solo enquanto você mantém os joelhos flexionados. Desloque seu peso sobre a porção dianteira dos pés, mas não a um ponto onde os calcanhares saiam do solo. A incapacidade de manter os calcanhares no chão à medida que você inclina os joelhos é um claro sinal de que os arranques e as aterrissagens serão um problema até que a flexibilidade seja melhorada. Qualquer postura que seja adotada para saltar em altura é igual para os movimentos potentes em diversas direções.

Dispositivos

O maior aspecto do treinamento com "uma mentalidade funcional" é o emprego de diferentes dispositivos, ou equipamentos, para ajudar a promover o domínio das habilidades. Qualquer coisa, desde barras a pranchas de equilíbrio, pode ser usada para desenvolver habilidades atléticas. Muitos concordam que, com frequência, os profissionais "perdem a visão da floresta por causa das árvores" em sua procura pelo treinamento funcional. Alguns acabam desviando o foco para os equipamentos ou utensílios em vez de focar as habilidades biomecânicas e os aspectos do desempenho.

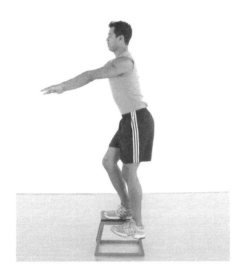

O objetivo do *treinamento funcional* é desenvolver o máximo do domínio técnico no desempenho atlético utilizando alguns equipamentos, como para o treinamento de força, ainda que focando mais os movimentos reais do que os equipamentos especializados que ajudam nos movimentos. Essa frase não deve ser considerada uma afirmação de que a maioria das ferramentas não seja útil. É apenas uma abordagem similar ao contexto dos próprios desempenhos atléticos.

Os equipamentos usados neste livro incluem: barras, halteres, *medicine balls*, cones, caixas pliométricas e bandas elásticas.

Prevenção de lesões

Os artigos em periódicos como *Medicine & Science in Sport & Exercise* e o *American Journal of Sports Medicine* continuamente nos ofertam uma gama de informações sobre as causas e o possível alívio de muitos tipos de problemas relacionados a esporte e treinamento para o esporte. As pesquisas na área de reabilitação e as medidas de prevenção (alguns sugerem o termo "pré-habilitação") para esses tipos de lesões têm também aumentado, bem como a quantidade de treinamento preventivo.

Se dermos uma boa verificada nos parâmetros com os quais avaliamos as lesões e administramos tratamento e treinamento, veremos um padrão (Fig. 6). O fornecimento de protocolos para tratamento e treinamento usa uma natureza progressiva, na qual a funcionalidade de ambos está combinada. Considere um adágio uma vez proposto por Barry Bates, um inteligente biomecânico da University of Oregon: "Toda lesão é o resultado da mudança, da mesma forma, toda a cura é o resultado da mudança". A mensagem é que as progressões apropriadas junto com a trajetória funcional do treinamento podem preparar você para as mudanças que, no máximo, podem mantê-lo longe da lesão ou, no mínimo, lhe ajudar a se recuperar mais cedo.

Este livro foi projetado com esses aspectos em mente. Os exercícios são demonstrados nas progressões apropriadas, de exercícios simples a mais complexos, de forma que você possa aprender e executar as mecânicas próprias de flexão, extensão e rotação sobre o torso de modo a desenvolver a capacidade de aterrissar e arrancar adequadamente em diversas direções. Se você treinar da maneira prescrita e na sequência da sua série especializada na Parte II, e se avançar pelos exercícios e pelas

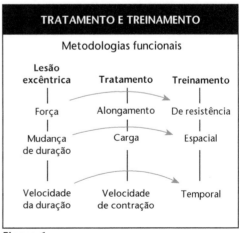

Figura 6.

> **PROGRESSÕES DO APRENDIZADO**
>
> *Intensidade simples e baixa*
> Simples → Múltiplas respostas
>
> *Complexidade e intensidade moderadas*
> Simples → Múltiplas respostas
>
> *Intensidade complexa e alta*
> Simples → Múltiplas respostas

manobras, dominar as posturas apropriadas, os aspectos de equilíbrio e as necessidades de estabilidade/mobilidade, você começará a observar um desempenho melhor e com mais vigor em um treinamento mais seguro e saudável.

Aspectos a serem observados

Monitore a técnica apropriada por meio da avaliação de postura, equilíbrio, estabilidade e mobilidade/flexibilidade em cada desempenho de exercício. Questione: o trabalho é realizado com a postura ereta, equilibrada sobre o dorso do pé, estabilizada por meio das articulações envolvidas e com a amplitude de movimento adequada? Se não for, retroceda, domine essas habilidades e então prossiga.

Obviamente, os exercícios realizados sobre ambos os pés são mais simples do que aqueles feitos sobre um pé, e percorrer em ângulos é mais complexo do que se mover no lugar. Por exemplo, evite passar para um exercício pliométrico (impulsos ou pulos) que requer aterrissagem sobre uma perna se você não dominou a postura adequada de aterrissagem/arranque ou o equilíbrio necessário para aterrissagens rápidas e explosivas em duas pernas (saltos).

Avance de movimentos de respostas simples, nos quais você realiza uma repetição, verifica postura, equilíbrio, estabilidade e mobilidade daquela repetição, e então repita. Avance para os de resposta múltipla com uma pausa, nos quais você realiza várias repetições em sucessão, pausando para avaliar o domínio técnico, então repita sem reiniciar. Por fim, avance para respostas múltiplas ou repetições em sucessão e a uma frequência máxima. A chave do desempenho de repetições múltiplas é estar na posição de arranque antes da aterrissagem, minimizando o tempo no solo e maximizando o desenvolvimento de força.

Domine a extensão própria do torso em um levantamento antes de tentar treinar seriamente a combinação de levantamento de 1º e 2º tempo, uma vez que a incapacidade de terminar esse movimento leva a outros aspectos de desempenho insatisfatório e possíveis lesões.

PARTE II
PROGRAMAS

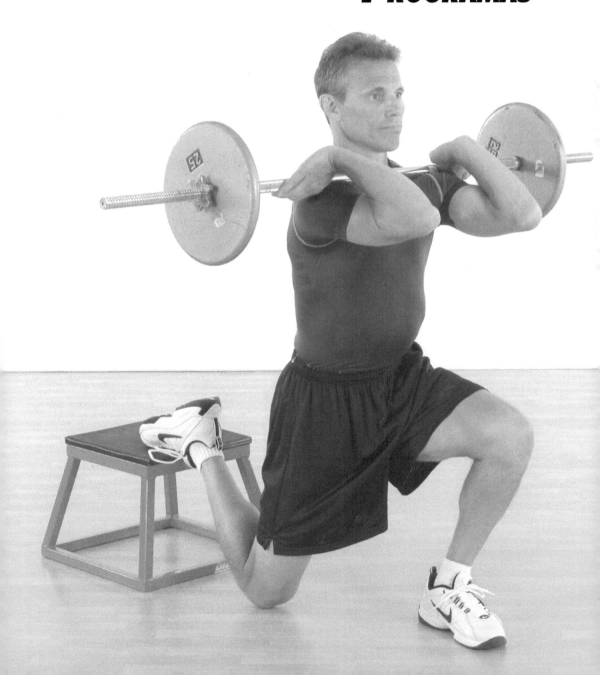

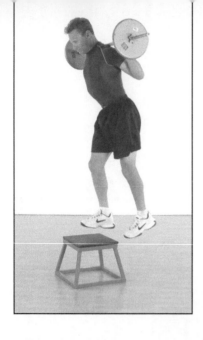

Como utilizar este livro

Esta seção de Treinamento funcional para atletas de todos os níveis *apresenta séries de exercícios físicos para uma grande variedade de esportes, como beisebol, luta, ciclismo, basquete e ginástica. A fim de escolher a melhor para seus objetivos, você deve primeiro avaliar seu esporte e os movimentos envolvidos.*

É necessário avaliar os elementos do atletismo a fim de melhorar o planejamento e o desempenho do treinamento e, portanto, da competição. Vern Gambetta escreve que um fracasso em avaliar completamente as demandas de seu esporte manifesta-se mais tarde como erros de desempenho, lesões ou treinamento excessivo. Considere os elementos do esporte para o qual você está fazendo condicionamento.

1. Há contato (em especial com o solo) ou colisão? Quais são as regras? Como as regras se aplicam a extensão do jogo, extensão dos períodos de repouso, extensão da superfície de jogo e largura da superfície de jogo?

2. A percentagem de voo é vertical (p. ex., voleibol) ou horizontal (p. ex., futebol)? O tempo no ar (corrida ou salto) é um aspecto negativo ou positivo do desempenho? Existe uma série de arrancadas e/ou pousos em um ou dois pés?

3. Como você vai do ponto A para o ponto B? Com frequência, presumimos que ocorre uma quantidade maior de movimento lateral do que realmente ocorre. O quanto você "gira e corre"? Qual distância você acelera antes de começar a desacelerar?

4. De qual habilidade você precisa para ter um desempenho realmente bom? Uma maneira simples de analisar esse aspecto é observando os quadris. As habilidades requerem movimento nos quadris e a projeção deles? Você pode estar fazendo uma grande quantidade de treinamento por causa de trabalho com os pés, rapidez, mobilidade, etc., que escapa a esses dois aspectos extremamente importantes. O movimento dos pés ajuda a projetar efetivamente os quadris na direção em que precisam ir? A habilidade pode ser efetivamente realizada sem movimento de qualidade nos quadris e ao redor deles?

Agora analise a natureza prática das manobras que você faz ou fez no treinamento para o seu esporte. A manobra se ajusta à habilidade? Muitas vezes, realizamos trabalho de treinamento para ocupar o tempo, por assim dizer. O treinamento é divertido e agradável, mas com frequência não realiza o objetivo de melhorar uma habilidade necessária na competição. Durante o circuito de tempo de treinamento valioso, os participantes melhoram muito no treinamento, mas não necessariamente na habilidade. Observamos isso muitas vezes com treinamentos de corrida de curta velocidade usando miniobstáculos, por exemplo. Eles podem ter algum valor em ensinar ou dar uma ideia de determinada mecânica, mas eles podem não realizar o objetivo real de melhorar a qualidade da projeção do quadril em aceleração ou a mecânica de recuperação na velocidade.

Uma melhor compreensão da biomecânica irá ajudá-lo a aplicar os movimentos mais adequados para as habilidades e os treinamentos corretos para realizar os movimentos. Você está praticando o posicionamento correto do pé? Seu tronco inclinou corretamente, permitindo que suas aterrissagens e decolagens fossem imediatas e precisas? Você se inclina para a frente ou para trás para mudar a direção? A capacidade de avaliar essas questões, respondê-las e trabalhar para aplicar as respostas para as habilidades de treinamento, exercícios e desenvolvimento global é a chave para melhorar o desempenho.

Os exercícios

Os treinamentos em cada um dos seguintes exercícios são apresentados de uma maneira progressiva de modo que você primeiro aprende a construir blocos de movimento funcional. As sequências, as dicas e os protocolos de desempenho serão seu guia para passar para o próximo nível de exercícios.

Antes de passar para o programa do seu esporte, certifique-se de fazer os exercícios

de aquecimento dinâmico, treinamento do *core*, treinamento de força e treinamento de potência, conforme já explicado.

O *aquecimento dinâmico* (p. 36), elaborado para aumentar a mobilidade técnica, deve ser realizado de forma completa e religiosamente todos os dias de treinamento. Rotinas diferentes podem ser utilizadas, contanto que todas as áreas do treinamento sejam cobertas (p. ex., para a frente, para os lados, para trás, caminhar, arrastar-se, etc.).

Logo após o aquecimento, prossiga com o programa de *treinamento do core* (p. 37), que irá fortalecer e também melhorar a capacidade de o corpo mover-se em todos os planos de direção. O treino do *core* deve incluir 10 a 12 dos exercícios listados em cada dia de treinamento. Doze exercícios levam cerca de 10 minutos para serem realizados.

Para o programa de *treinamento de força* (p. 38), faça um a três exercícios a partir das seções de puxar, agachar e empurrar durante cada sessão de treinamento. Isso pode envolver um puxar ou agachamento maior (p. ex., 1º tempo de arremesso (*clean*), agachamento frontal) e um ou dois exercícios menores (p. ex., bom dia, passo para cima com impulso para fora).

Esses três exercícios devem ser feitos em três dias alternados por semana, durante as primeiras quatro fases de treinamento. Segunda/quarta/sexta são dias de prática comuns, mas qualquer e todos os dias da semana podem ser escolhidos, contanto que você tire um dia de recuperação entre eles. Por exemplo, terça/quinta/sábado também funcionam.

O programa de *treinamento de potência* (p. 39) deve ser realizado com dois ou três dias de recuperação entre eles (p. ex., segunda e sexta).

Depois de realizar esses três exercícios conforme prescrito, você está pronto para atacar seu exercício específico do esporte (p. 40 a 59). Os treinamentos pliométricos progridem de duas maneiras. A primeira maneira é por complexidade. Os simples são realizados por várias semanas à medida que os mais complexos são adicionados; eventualmente, você se afasta dos simples, mas não até que os tenha dominado bem. A segunda progressão é por impacto. Então, primeiro você realiza os treinamentos aterrissando sobre as duas pernas e sem andar, depois os treinamentos que partem de uma perna e aterrissam com a outra (salto) e, por fim, aqueles que movimentam apenas uma perna (pulo). Para todas as progressões, lembre-se de que você deve atingir domínio adequado de postura, equilíbrio, estabilidade e mobilidade antes de passar para um exercício mais complexo e/ou de impacto maior.

Os treinamentos de velocidade e agilidade devem ser realizados em uma frequência consistente enquanto você continua aperfeiçoando a adaptação do sistema nervoso às técnicas apropriadas e à taxa de requisitos de movimento.

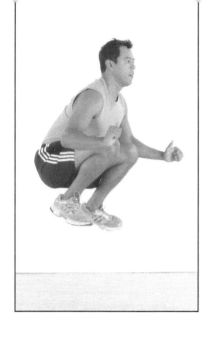

Planejamento do programa

Para realizar o planejamento do programa de exercício, basta criar um mapa com um determinado condicionamento e ponto de chegada de competição. É a maneira prática de alcançar seus objetivos e metas desejadas com segurança e eficiência. Pense sobre dirigir um carro. Quando entra em um carro, tem um destino escolhido.

A loja, o escritório, a praia, qualquer lugar que seja, você sabe aonde quer ir e sabe como chegar lá. A partir da experiência, conhece as melhores maneiras de chegar até a loja: quais ruas evitar, quando mudar de direção. Em raras ocasiões, pode não ter um destino em mente, desse modo, dá voltas sem destino. Em outras ocasiões, você pode querer chegar a um destino melhor, uma loja maior, uma praia mais bonita. Nesses casos, você precisa de um bom mapa.

O treinamento para o sucesso nos empenhos atléticos é parecido. Você deve ter um destino em mente. O destino pode ser um campeonato ou a realização de determinados objetivos e metas (tais como condicionamento e durabilidade) dentro do processo de chegar lá. Qualquer que seja o destino, o planejamento de programa adequado é o processo contínuo de fazer o mapa correto para levá-lo até sua meta. A razão pela qual falamos processo contínuo é porque nenhum plano é completamente perfeito – raras vezes o mesmo plano pode conseguir os mesmos resultados exatos. É como dirigir até a loja, onde nem sempre você pega as mesmas mudanças de sinal e os mesmos pedestres. Um bom plano precisa ser ajustado de modo contínuo, para que você ainda possa ser capaz de chegar ao seu destino com segurança e eficiência.

Um velho axioma de treinadores de atletismo é "planeje a corrida, depois percorra o plano". O fracasso na corrida surge primeiro por não ter um plano. Em segundo lugar, se o plano é bom ou não – assim como se o novo mapa de trajeto é bom ou não – não será descoberto a menos que você o utilize. Vire onde o mapa diz para virar, pegue as vias que o mapa mostrou. O fracasso em percorrer o plano é o mesmo que não ter um plano. O fracasso em percorrer o plano, contudo, tem um aspecto positivo: ele dá algo com o qual trabalhar e aprender, para melhorar o mapa para o destino. Se o plano nunca for percorrido ou o mapa não for usado adequadamente, então nunca saberemos onde falhamos; nossa capacidade de chegar ao destino torna-se muito mais difícil.

Sabemos que é importante ter um destino. No momento, aonde você quer ir? Após decidir, você deve projetar um bom mapa. Qual plano tem mais probabilidade de levá-lo à direção desejada? Em outras palavras, qual tipo de treinamento irá permitir que você realize seu objetivo? As seguintes diretrizes – habilidades de construção de mapa, por assim dizer – são separadas desde longo prazo até curto prazo. Elas irão provocar você a pensar sobre aonde quer ir e a melhor maneira de chegar lá.

Anualmente

Planejar o ano pode ser muito complicado ou razoavelmente simples. Existem dois pontos principais a serem considerados quando se planeja um programa durante o ano todo.

1) Quando é o destino final (p. ex., Jogos Olímpicos, campeonato estadual, maratona)? Em que momento do ano você precisa estar mais preparado em termos físicos, fisiológicos e psicológicos ?

2) Você está treinando para se qualificar e depois competir em uma final, ou está treinando para ter êxito durante uma temporada longa e dura, a fim de alcançar um destino final?

Assim que você decidir onde é o "pote de ouro" ou o local de sucesso final no ano, pode recuar a partir daí. Divida o ano em várias seções, como três ou quatro. A seção que conduz ao e contém o destino final é a "temporada" ou *período competitivo*. A seção antes dessa é a "pré-temporada" ou *período pré-competitivo*. A seção do ano completamente oposta à seção competitiva é a

off-season ou *período preparatório,* assim como aquela logo após a *in-season* é apropriadamente chamada de "pós-temporada" ou *período de transição*. Cada seção, ou período de treinamento, tem objetivos um pouco diferentes, todos eles sendo partes progressivas de nosso grande plano. Os atletas que tentam treinar para o campeonato da mesma forma que para o ano inteiro tendem a criar problemas crônicos de saúde e de desempenho.

Sazonalmente

Após dividir o ano em temporadas, você pode ainda segmentar cada um desses períodos em fases consistentes de treinamento. Cada período, independentemente da época do ano em que se encontra, terá alguns componentes básicos. Cada período de treinamento deve incluir uma fase de trabalho preparatório, uma fase de trabalho máximo, uma fase de conversão de potência e uma fase de manutenção/avaliação.

Em geral, a *fase de trabalho preparatório* irá durar uma a quatro semanas dependendo da sua forma atual. As fases de desenvolvimento na pós-temporada e na *off-season* geralmente duram duas ou quatro semanas, ao passo que a pré-temporada e a *in-season* devem ser mais curtas.

Prossiga o trabalho preparatório com a *fase de trabalho máximo,* com algum tipo de esforço, intensidade e/ou duração máximos. A duração dessa fase não deve exceder quatro semanas. As paradas podem resultar em lesão e em futuros problemas se o treinamento for mais extenso do que quatro semanas. O falecido Bill Bowerman afirmou, muitos anos atrás – quando treinava corredores de fundo –, que mais não é melhor e que se deve manter o treinamento em ciclos de 14, 21 ou no máximo 28 dias.

Após a fase de treinamento máximo, chega uma fase em que você dará mais ênfase à potência ou, no caso de atletas de longa distância (maratonistas, triatletas, ciclistas, etc.), à duração. Essa *fase de conversão para a potência* será ajustada para a ênfase funcional deste livro e a especificidade de muitos esforços atléticos. Essa é uma outra fase que você deve limitar a quatro semanas. Você pode escolher alternar fases máximas e fases de potência se seu período de treinamento ou *off-season* for prolongado. Em geral, um ou dois ciclos de 21 a 28 dias de cada um podem durar a maior parte do treinamento.

Termine o período sazonal com algum tipo de *manutenção* ou *avaliação de treinamento e/ou competição*. Isso irá variar com as temporadas também. Durante a *in-season*, a fase de manutenção – que enfatiza a prática e a competição em vez de aperfeiçoamento – pode ser razoavelmente longa, em oposição às pós, *off-season* ou pré-temporadas, que podem ter pouca ou nenhuma fase de manutenção.

Mensalmente

Cada fase de treinamento de duas a quatro semanas pode agora ser observada como uma variedade de métodos de treinamento que podem fazer você progredir durante cada temporada. As diretrizes podem ser divididas em métodos de treinamento específicos. Exemplos específicos para diferentes esportes e atividades aparecem nos programas; mais exemplos de métodos objetivos específicos de fase de treinamento são ilustrados na Figura 7. O principal conceito por trás das fases de treina-

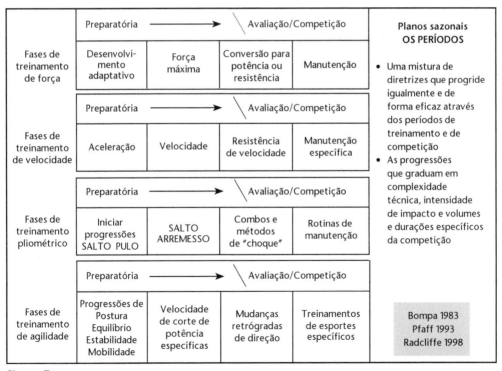

Figura 7.

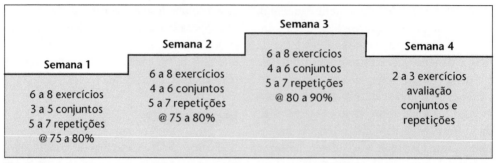

Figura 8.

mento é progredir para os objetivos com consistência e variedade para uma abordagem de treinamento abrangente, mais saudável.

Semanalmente

Enquanto as fases mensais de treinamento salientam a mudança dos vários modos, os ciclos semanais de treinamento enfatizam a consistência. Dentro de cada fase de treinamento, você pode ter duas a três semanas (ciclos de 14 a 21 dias) de treinamento que irão delinear exercícios e métodos que são os mesmos de semana para semana. Cada semana pode ser aumentada em dosagem (seja por volume e/ou intensidade) e o sucesso ao manusear esses aumentos é monitorado para progresso efetivo. A quarta semana pode ser uma avaliação adicional do sucesso do progresso feito durante o ciclo de três semanas. A Figura 8 mostra um exemplo de dosagens semanais progressivas. Testes simples, tais como salto vertical, salto longo em pé e/ou arremessos de *medicine ball* realizados no início de cada semana, ou extensivamente durante a semana quatro, ajudam a determinar o sucesso na recuperação e no desenvolvimento constante de potência.

Diariamente

A chave para o sucesso vem não apenas do que fazer em cada dia, mas quando e por quê. A sessão diária deve iniciar com grande consistência e pode terminar com mais variedade. Por exemplo, o aquecimento deve ser padrão, com duas ou três rotinas diferentes. Contudo, o aquecimento é abrangente, manter as escolhas diárias em um mínimo irá ajudar o atleta a manter a rotina consistente. A porção técnica, a da transição de preparação geral para *core*, deve ser muito bem combinada às características do treinamento principal para aquele dia. A porção de treinamento principal deve ser consistente com os objetivos e as metas da fase de treinamento do mês. A seção de transição ou o final de cada sessão pode mudar para ajudar a expandir as zonas de conforto, agilidade, mobilidade e flexibilidade do atleta.

O quadro a seguir é um exemplo de sessões de treinamento baseadas em um *menu* de 1 hora:

TEMPO	CENÁRIO DA SALA DE PESO	CENÁRIO DA ÁREA DE CONDICIONAMENTO
:00	**Período de preparação** • Aquecimento dinâmico *Alvo:* Abdominais e região lombar	**Período de preparação** • Aquecimento dinâmico *Alvo:* flexão/extensão/rotação
:11	**Período técnico** • Específicos do *core*, tração postural, agachamento, pressão com barra/bastão leve	**Período técnico** • Caminhada, salto, corrida, deslocamento alternado, galope padrão (para a frente, lateral e para trás)
:21	**Período de desenvolvimento** • Sequência principal de levantamento no treinamento de: circuito, estágio, geral, máximo, dinâmico e/ou de força elástica	**Período de desenvolvimento** • Sequência principal de trabalho pliométrico, resistência/assistência de corrida de velocidade e/ou resistência de velocidade
:46	**Período de mobilidade** • Treinamento específico envolvendo cargas de resistência e trabalho com os pés, saltos em agachamento, compressões e arremessos de *medicine ball*, arrancos divididos, manobras com halteres, plataforma de deslizamento, etc.	**Período de mobilidade** • Treinamentos e jogos usando cortes de velocidade e cortes de potência, inícios de situação, mudança de direção cronometrada, etc.
:56	**Resfriamento**	**Resfriamento**

• Passo largo com pés descalços
• Corrida para trás
• Alongamento estático, AIS e de facilitação neuromuscular proprioceptiva (FNP)

AQUECIMENTO DINÂMICO – Todos os esportes

modo   ***todas as fases**

modo			
caminhada	p. 62	Manobra com a cabeça erguida – agarrar o joelho	1 x 10-12
	p. 63	Manobra com a cabeça erguida – posição de sapo (*froggie*)	1 x 10-12
	p. 64	Manobra com a cabeça erguida – posição de marcha	1 x 10-12
	p. 65	Caminhar sobre os calcanhares	1 x 10-12
	p. 66	Caminhar na ponta dos pés	1 x 10-12
	p. 67	Segurar a ponta dos dedos	1 x 10-20
avanço	p. 68	Avanço para a frente	1 x 4-8
	p. 69	Avanço lateral	1 x 4-8
	p. 68	Avanço para trás	1 x 4-8
rastejar	p. 70	Mãos e calcanhares	1 x 10-12
	p. 70	"Subindo a montanha"	1 x 10-12
pular	p. 71	Salto exagerado	1 x 10-20
	p. 71	Salto cruzado	1 x 10-20
laterais	p. 72	*Shuffle*	2 x 10-20
	p. 73	Salto lateral	2 x 10-20
	p. 74	Carioca	2 x 10-20
para trás	p. 75	Corrida para trás	1 x 10-20
	p. 76	Recuar	1 x 10-20
	p. 77	Salto para trás	1 x 10-20
	p. 78	*Shuffle* para trás	1 x 10-20

* **fase 1** = semanas 1-3   **fase 2** = semanas 4-6   **fase 3** = semanas 7-9   **fase 4** = semanas 10-12

Treinamento funcional para atletas de todos os níveis **37**

TREINAMENTO DO *CORE* – Todos os esportes

modo   ***todas as fases**

modo		p.	exercício	séries
pedestal		p. 79	Pedestal em prono	1 x 10
		p. 80	Pedestal em supino	1 x 10
		p. 81	Pedestal lateral	1 x 10
		p. 82	Pedestal no pescoço	1 cada
agachamento/avanço		p. 83	Agachamento consecutivo	1 x 3-6
		p. 84	Agachamento tocando a ponta dos pés	1 x 3-6
		p. 85	Avanço com rotação	1 x 6-12
		p. 86	Alcançar acima da cabeça	1 x 6-12
		p. 87	Caminhada de pato	1 x 6-12
		p. 87	Caminhada de pato para trás	1 x 6-12
		p. 88	Caminhada de pato russa (cossaco)	1 x 6-12
medicine ball		p. 89	Flexões com um braço	1 x 6-12
		p. 89	Flexões com braços alternados	1 x 6-12
		p. 90	Flexões com ambos os braços	1 x 6-12
		p. 91	Para cima e para baixo	1 x 10-20
		p. 92	Rotação com *medicine ball*	1 x 10-20
		p. 92	Rotação total com *medicine ball*	1 x 10-20
		p. 93	Lançamento com equilíbrio	1 x 10-20
		p. 94	Acrobacia para trás	1 x 3-6
		p. 95	Inclinar, puxar e flexionar	1 x 3-6
		p. 96	Agachamento com uma perna só	1 x 3-6

TREINAMENTO DE FORÇA – Todos os esportes

modo		p.	exercício	Fase 1	Fase 2	Fase 3
puxada		p. 97	Bom dia	3 x 6-10	3 x 6-10	3 x 6-10
		p. 98	Levantamento terra com a perna firme	3 x 6-10	3 x 6-10	3 x 6-10
		p. 99	Levantamento terra russo	3 x 6-10	3 x 6-10	3 x 6-10
		p. 100	1º tempo de arremesso	3 x 6-10	4 x 3-6	2 x 4-8
		p. 101	Puxada alta	3 x 3-6	4 x 3-5	5 x 2-4
agachamento		p. 102	Agachamento com os braços acima da cabeça	3 x 6-10	2 x 4-8	3 x 6-10
		p. 103	Avanço com os braços acima da cabeça	3 x 6-10	2 x 4-8	3 x 6-10
		p. 104	Agachamento frontal	4 x 4-8	4 x 4-8	4 x 4-8
		p. 104	Avanço frontal	4 x 4-8	2 x 4-8	2 x 4-8
		p. 104	Agachamento para trás	4 x 4-8	4 x 4-8	4 x 4-8
		p. 104	Avanço para trás	2 x 4 - 8	2 x 4-8	4 x 4-8
		p. 105	Para cima lento	4 x 4	4 x 4	4 x 4
		p. 106	Passo para cima com impulso para fora	3 x 6-8	3 x 6-8	3 x 6-8
		p. 107	Passo para cima com movimento do joelho	3 x 6-8	3 x 6-8	3 x 6-8
		p. 108	Passo para cima rápido		3 x 12	3 x 12
		p. 109	Passo para baixo	3 x 5	3 x 5	3 x 5
		p. 110	Agachamento com uma perna só (com carga)		3 x 3-6	3 x 3-6
empurrar		p. 111	Pressão acima da cabeça	3 x 6-10	2 x 6-10	2 x 6-10
		p. 112	Empurrar com pressão	3 x 4-8	2 x 4-6	4 x 4-8
		p. 113	Empurrar em dois tempos	4 x 3-5	2 x 2-4	4 x 3-5
		p. 114	Separar em dois tempos		4 x 2-4	4 x 2-4

* **fase 1** = semanas 1-3   **fase 2** = semanas 4-6   **fase 3** = semanas 7-9   **fase 4** = semanas 10-12

TREINAMENTO DE POTÊNCIA – Todos os esportes

modo				Fase 1	Fase 2	Fase 3
levantamentos olímpicos		p. 116	Arranque		5 x 2-4	5 x 2-4
		p. 118	Clean (1º tempo de arremesso)		5 x 2-4	3 x 2-4
		p. 120	Clean & jerk (1º e 2º tempos de arremesso)		4 x 1-3	5 x 1-3
		p. 122	Agachamento com salto (com carga)		4 x 2-4	4 x 2-4

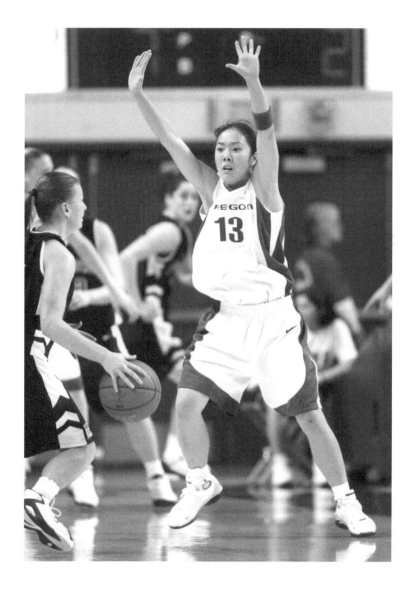

Modo	Exercício	BEISEBOL/SOFTBALL				BASQUETE			
		*Fase 1	Fase 2	Fase 3	Fase 4	*Fase 1	Fase 2	Fase 3	Fase 4
Salto	Pogo, p. 123	3 x 8-12	3 x 8-12			3 x 8-12	3 x 8-12	3 x 8-12	3 x 8-12
	Agachamento com salto, p. 124	3 x 3-6	3 x 3-6			3 x 3-6	3 x 3-6	3 x 3-6	3 x 3-6
	Deslizar chutando com as duas pernas, p. 125		3 x 3-6	3 x 3-6		3 x 3-6	3 x 3-6	3 x 3-6	3 x 3-6
	Salto com os joelhos flexionados, p. 124		3 x 3-6	3 x 3-6			3 x 3-6	3 x 3-6	3 x 3-6
	Salto separado, p. 127		2 x 4-8	2 x 4-8			2 x 4-8	2 x 4-8	2 x 4-8
	Salto tesoura, p. 128		2 x 6-12	2 x 6-12	2 x 6-12		2 x 6-12	2 x 6-12	2 x 6-12
	Salto em profundidade, p. 129				1 x 4-6				1 x 4-6
Bounding	Deslocamento alternado, p. 130	3 x 8-12	3 x 8-12	2 x 8-12	3 x 8-12	3 x 8-12	3 x 8-12	3 x 8-12	3 x 8-12
	Galope, p. 131	2 x 8-12	2 x 8-12	3 x 8-12	3 x 8-12	2 x 8-12	2 x 8-12	2 x 8-12	3 x 8-12
	Pulo rápido, p. 132	3 x 8-12	3 x 8-12	3 x 3-6	3 x 3-6	3 x 8-12	3 x 8-12	3 x 8-12	3 x 8-12
	Pulo de potência, p. 132		3 x 3-6	3 x 8-12	3 x 8-12		3 x 3-6	3 x 3-6	3 x 3-6
	Movimento brusco do tornozelo, p. 133		2 x 8-12	2 x 8-12	2 x 8-12		2 x 8-12	2 x 8-12	2 x 8-12
	Salto em distância horizontal, p. 134				2 x 8-12				2 x 8-12
	Salto lateral, p. 135								
Hopping	Salto em distância horizontal, p. 136			3 x 3-6	3 x 3-6		3 x 3-6	3 x 3-6	3 x 3-6
	Saltos laterais, p. 137			3 x 3-6	3 x 3-6		3 x 3-6	3 x 3-6	3 x 3-6
	Pogo em uma perna só, p. 138			3 x 3-6	3 x 3-6			3 x 3-6	3 x 3-6
	Salto com chute em uma perna só, p. 139				3 x 3-6				3 x 3-6
	Saltos com uma perna só, p. 140				3 x 3-6				3 x 3-6
	Pulos diagonais, p. 141				3 x 3-6				3 x 3-6
	Pulos laterais, p. 142				3 x 3-6				3 x 3-6
Lançamentos/ Arremessos	Lançamento em forma de pá, p. 143	2 x 5	2 x 5	2 x 5	2 x 6	2 x 5	2 x 5	2 x 5	2 x 6
	Lançamento em forma de colher, p. 144	2 x 5	2 x 5	2 x 6	2 x 5	2 x 5	2 x 5	2 x 6	2 x 6
	Lançamento com giro, p. 145	2 x 6	2 x 6	2 x 5	2 x 6	2 x 6	2 x 6	2 x 5	2 x 5
	Arremesso em forma de colher, p. 146			2 x 6				2 x 6	2 x 5
	Arremesso diagonal, p. 147								
	Arremesso para a frente ajoelhado, p. 148	1 x 5	1 x 5	1 x 5	1 x 5	1 x 5	1 x 5	1 x 5	2 x 5
	Arremesso para a frente de pé, p. 149	1 x 5	1 x 5	1 x 5	1 x 5	1 x 5	1 x 5	1 x 5	2 x 5
	Arremesso com um passo para a frente, p. 150	1 x 5	1 x 5			1 x 5	1 x 5		2 x 5
Flexões de braços	Apoio na parede, p. 151	2 x 5	2 x 5	2 x 5	2 x 5	2 x 5	2 x 5	2 x 5	2 x 5
	Apoio com queda, p. 152								
	Passe de peito ajoelhado, p. 153	2 x 5	2 x 5	2 x 5	2 x 5	2 x 5	2 x 5	2 x 5	2 x 5
	Passe de peito, p. 154								

	fase 1*	fase 2	fase 3	fase 4		fase 1	fase 2	fase 3	fase 4
Complexos	3 x 5-8	3 x 5-8	3 x 5-8	3 x 5-8	Bom dia/Pressão acima da cabeça/Agachamento com os braços acima da cabeça, p. 97, 111, 102	3 x 5-8	3 x 5-8	3 x 5-8	3 x 5-8
	5 x 2-4	5 x 2-4			Agachamento frontal/*Clean & jerk* (1º e 2º tempos de arremesso), p. 104, 120	5 x 2-4	5 x 2-4		
			3 x 2-4	3 x 2-4	*Clean* de potência/Lançamento em forma de colher, p. 119, 144			3 x 2-4	3 x 2-4
		2 x 4-8	2 x 4-8		Avanço para a frente/Salto separado, p. 68, 127			2 x 4-8	2 x 4-8
Combos		4 x 1-3	4 x 1-3	4 x 1-3	*Clean & jerk* (1º e 2º tempos de arremesso), p. 120		4 x 1-3	4 x 1-3	4 x 1-3
			4 x 1-3	4 x 1-3	Agachamento frontal/*Clean & jerk* (1º e 2º tempos de arremesso), p. 104, 120			4 x 1-3	4 x 1-3
		3 x 5-8	3 x 5-8	3 x 5-8	Pressão acima da cabeça/Agachamento com os braços acima da cabeça, p. 111, 102		3 x 5-8	3 x 5-8	3 x 5-8
			4 x 1-3	4 x 1-3	*Clean* (1º tempo de arremesso)/Agachamento frontal/*Clean & jerk* (1º e 2º tempos de arremesso), p. 118, 104, 120			4 x 1-3	4 x 1-3
Início	2x/perna	2x/perna	2x/perna	2x/perna	Passo com pés paralelos, p. 155	2x/perna	2x/perna	2x/perna	2x/perna
	2x/lateral	2x/lateral	2x/lateral	2x/lateral	Passo com um pé na frente do outro, p. 155	2x/lateral	2x/lateral	2x/lateral	2x/lateral
	2x/lateral	2x/lateral	2x/lateral	2x/lateral	Passo aberto, p. 156	2x/lateral	2x/lateral	2x/lateral	2x/lateral
		2x/lateral	2x/lateral	2x/lateral	Passo cruzado, p. 156				2x/lateral
	2x/lateral	2x/lateral	2x/lateral	2x/lateral	Passo em queda, p. 157	2x/lateral	2x/lateral	2x/lateral	2x/lateral
		2x/lateral	2x/lateral	2x/lateral	Passo em pivô, p. 157				2x/lateral
			2x/lateral	2x/lateral	Inícios com equilíbrio, p. 158		2x/lateral	2x/lateral	2x/lateral
			2x/lateral	2x/lateral	Inícios com resistência, p. 159			2x/lateral	2x/lateral
Aceleração	2 x 18,3 m**	2 x 18,3 m	2 x 18,3 m	2 x 18,3 m	Caminhada "A", p. 160	2 x 18,3 m	2 x 18,3 m	2 x 18,3 m	2 x 18,3 m
	2 x 18,3 m	2 x 18,3 m	2 x 18,3 m	2 x 18,3 m	Salto em uma perna só "A", p. 160	2 x 18,3 m	2 x 18,3 m	2 x 18,3 m	2 x 18,3 m
	2 x 6-10	2 x 6-10	2 x 6-10	2 x 6-10	Manobra contra a parede, p. 162	2 x 6-10	2 x 6-10	2 x 6-10	2 x 6-10
	2 x 18,3 m	2 x 18,3 m	2 x 18,3 m	2 x 18,3 m	Corrida "A" (chute de deslizamento), p. 160	2 x 18,3 m	2 x 18,3 m	2 x 18,3 m	2 x 18,3 m
Velocidade			2 x 18,3 m		Caminhada "B", p. 163				2 x 18,3 m
			2 x 18,3 m		Salto "B", p. 163				2 x 18,3 m
			2 x 18,3 m		Deslocamento rápido para a frente, p. 164				2 x 18,3 m
Agilidade	1 x 6	1 x 6			Manobra de desaceleração com joelhos flexionados, p. 165	1 x 6	1 x 6		
	1 x 6	1 x 6	1 x 6		Manobra do gingado, p. 166	1 x 6	1 x 6	1 x 6	
					Zigue-zague de velocidade, p. 168			4-6x	4-6x
	4-6x	4-6x	4-6x	4-6x	Corrida de ir e vir, p. 169	4-6x	4-6x	4-6x	
		4-6x	4-6x	4-6x	Zigue-zague de potência, p. 170			4-6x	
				4-6x	Corrida em "L" com 3 cones, p. 171			4-6x	4-6x
				4-6x	Manobra de direção, p. 172			4-6x	4-6x

*(Coluna lateral esquerda: **Treinamento de aceleração final**)*

* **fase 1** = semanas 1-3   **fase 2** = semanas 4-6   **fase 3** = semanas 7-9   **fase 4** = semanas 10-12

** N. de R. T.: Na obra original, as medidas foram descritas em jardas. Uma jarda corresponde a 0,914 metro.

Modo		CICLISMO				EXERCÍCIO	GOLFE			
		*Fase 1	Fase 2	Fase 3	Fase 4		*Fase 1	Fase 2	Fase 3	Fase 4
Pliométricos	**Salto**	3 x 8-12	3 x 8-12			Pogo, p. 123				
		3 x 3-6	3 x 3-6			Agachamento com salto, p. 124	3 x 3-6	3 x 3-6		
			3 x 3-6	3 x 3-6		Deslizar chutando com as duas pernas, p. 125		3 x 3-6	3 x 3-6	
			3 x 3-6	3 x 3-6	3 x 3-6	Salto com os joelhos flexionados, p. 124		3 x 3-6	3 x 3-6	3 x 3-6
			2 x 4-8	2 x 4-8	2 x 4-8	Salto separado, p. 127				
			2 x 6-12	2 x 6-12	2 x 6-12	Salto tesoura, p. 128				
						Salto em profundidade, p. 129				
	Bounding	3 x 8-12	3 x 8-12	3 x 8-12		Deslocamento alternado, p. 130				
		2 x 8-12	2 x 8-12	2 x 8-12		Galope, p. 131				
		3 x 8-12	3 x 8-12	3 x 8-12		Pulo rápido, p. 132				
			3 x 3-6	3 x 3-6		Pulo de potência, p. 132				3 x 3-6
			2 x 8-12	3 x 8-12	3 x 8-12	Movimento brusco do tornozelo, p. 133				
					2 x 8-12	Salto em distância horizontal, p. 134				
					3 x 4-6	Salto lateral, p. 135				
	Hopping		3 x 3-6	3 x 3-6	3 x 3-6	Salto em distância horizontal, p. 136				
			3 x 3-6	3 x 3-6	3 x 3-6	Saltos laterais, p. 137				
			3 x 3-6	3 x 3-6	3 x 3-6	Pogo em uma perna só, p. 138				
					3 x 3-6	Salto com chute em uma perna só, p. 139				
					3 x 3-6	Saltos com uma perna só, p. 140				
					3 x 3-6	Pulos diagonais, p. 141				
					2 x 3-6	Pulos laterais, p. 142				
	Lançamentos/ Arremessos	2 x 5	2 x 5	2 x 5		Lançamento em forma de pá, p. 143	2 x 5	2 x 5	2 x 5	
		2 x 5	2 x 5	2 x 5		Lançamento em forma de colher, p. 144	2 x 5	2 x 5	2 x 5	
		2 x 6	2 x 6	2 x 6		Lançamento com giro, p. 145	2 x 6	2 x 6	2 x 6	2 x 6
			2 x 5	2 x 5	2 x 5	Arremesso em forma de colher, p. 146		2 x 5	2 x 5	2 x 5
				2 x 6	2 x 6	Arremesso diagonal, p. 147		2 x 6	2 x 6	2 x 6
						Arremesso para a frente ajoelhado, p. 148	2 x 5	2 x 5	2 x 5	2 x 5
			1 x 5	1 x 5	1 x 5	Arremesso para a frente de pé, p. 149	2 x 5	2 x 5	2 x 5	2 x 5
					1 x 5	Arremesso com um passo para a frente, p. 150	2 x 5	2 x 5	2 x 5	2 x 5
	Flexões de braços	2 x 5	2 x 5			Apoio na parede, p. 151	2 x 5	2 x 5		
			2 x 5	2 x 5	2 x 5	Apoio com queda, p. 152				
		2 x 5	2 x 5			Passe de peito ajoelhado, p. 153			2 x 5	2 x 5
						Passe de peito, p. 154				

Grupo	F1	F2	F3	F4	Exercício	F1	F2	F3	F4
Complexos	3 x 5-8	3 x 5-8	3 x 5-8	3 x 5-8	Bom dia/Pressão acima da cabeça/Agachamento com os braços acima da cabeça, p. 97, 111, 102	3 x 5-8	3 x 5-8	3 x 5-8	3 x 5-8
	5 x 2-4	5 x 2-4			Agachamento frontal/*Clean & jerk* (1º e 2º tempos de arremesso), p. 104, 120	5 x 2-4	5 x 2-4		
		3 x 2-4		3 x 2-4	*Clean* de potência/Lançamento em forma de colher, p. 119, 144		3 x 2-4		3 x 2-4
		2 x 4-8	2 x 4-8		Avanço para a frente/Salto separado, p. 68, 127		2 x 4-8	2 x 4-8	
Combos		4 x 1-3	4 x 1-3	4 x 1-3	*Clean & jerk* (1º e 2º tempos de arremesso), p. 120		4 x 1-3	4 x 1-3	4 x 1-3
		4 x 1-3		4 x 1-3	Agachamento frontal/*Clean & jerk* (1º e 2º tempos de arremesso), p. 104, 120			4 x 1-3	4 x 1-3
	3 x 5-8	3 x 5-8	3 x 5-8		Pressão acima da cabeça/Agachamento com os braços acima da cabeça, p. 111, 102		3 x 5-8	3 x 5-8	3 x 5-8
		4 x 1-3	4 x 1-3		*Clean* (1º tempo de arremesso)/Agachamento frontal/ *Clean & jerk* (1º e 2º tempos de arremesso), p. 118, 104, 120			4 x 1-3	4 x 1-3
Treinamento de aceleração final — Início	2x/perna	2x/perna			Passo com pés paralelos, p. 155	2x/perna	2x/perna	2x/perna	
	2x/lateral	2x/lateral	2x/lateral	2x/lateral	Passo com um pé na frente do outro, p. 155				
					Passo aberto, p. 156				
					Passo cruzado, p. 156				
					Passo em queda, p. 157				
					Passo em pivô, p. 157				
	2x/lateral	2x/lateral	2x/lateral		Inícios com equilíbrio, p. 158		2x/lateral	2x/lateral	2x/lateral
	2x/lateral	2x/lateral	2x/lateral		Inícios com resistência, p. 159				
Aceleração	2 x 18,3 m	2 x 18,3 m	2 x 18,3 m	2 x 18,3 m	Caminhada "A", p. 160				
	2 x 18,3 m	2 x 18,3 m	2 x 18,3 m	2 x 18,3 m	Salto em uma perna só "A", p. 160				
	2 x 6-10	2 x 6-10	2 x 6-10	2 x 6-10	Manobra contra a parede, p. 162				
	2 x 18,3 m	2 x 18,3 m	2 x 18,3 m	2 x 18,3 m	Corrida "A" (chute de deslizamento), p. 160				
Velocidade	2 x 18,3 m	2 x 18,3 m	2 x 18,3 m	2 x 18,3 m	Caminhada "B", p. 163				
	2 x 18,3 m	2 x 18,3 m	2 x 18,3 m	2 x 18,3 m	Salto "B", p. 163				
	2 x 18,3 m	2 x 18,3 m	2 x 18,3 m	2 x 18,3 m	Deslocamento rápido para a frente, p. 164				
Agilidade					Manobra de desaceleração com joelhos flexionados, p. 165	1 x 6	1 x 6	1 x 6	
					Manobra do gingado, p. 166				
					Zigue-zague de velocidade, p. 168				
					Corrida de ir e vir, p. 169				4-6x
					Zigue-zague de potência, p. 170				
					Corrida em "L" com 3 cones, p. 171				4-6x
					Manobra de direção, p. 172				

* **fase 1** = semanas 1-3   **fase 2** = semanas 4-6   **fase 3** = semanas 7-9   **fase 4** = semanas 10-12

Modo		FUTEBOL AMERICANO – Posições de linha				EXERCÍCIO	FUTEBOL AMERICANO – Posições de habilidade			
		*Fase 1	Fase 2	Fase 3	Fase 4		*Fase 1	Fase 2	Fase 3	Fase 4
Pliométricos	Salto	3 x 8-12	3 x 8-12			Pogo, p. 123	3 x 8-12	3 x 8-12	3 x 8-12	3 x 8-12
		3 x 3-6	3 x 3-6			Agachamento com salto, p. 124	3 x 3-6	3 x 3-6	3 x 3-6	3 x 3-6
		3 x 3-6	3 x 3-6	3 x 3-6	3 x 3-6	Deslizar chutando com as duas pernas, p. 125		3 x 3-6	3 x 3-6	3 x 3-6
		2 x 4-8	2 x 4-8	2 x 4-8	2 x 4-8	Salto com os joelhos flexionados, p. 124		3 x 3-6	3 x 3-6	3 x 3-6
		2 x 6-12	2 x 6-12	2 x 6-12	2 x 6-12	Salto separado, p. 127		2 x 4-8	2 x 4-8	2 x 4-8
						Salto tesoura, p. 128		2 x 6-12	2 x 6-12	2 x 6-12
						Salto em profundidade, p. 129				1 x 4-6
	Bounding	3 x 8-12	3 x 8-12	3 x 8-12		Deslocamento alternado, p. 130	3 x 8-12	3 x 8-12	3 x 8-12	
		2 x 8-12	2 x 8-12	2 x 8-12		Galope, p. 131	2 x 8-12	2 x 8-12	2 x 8-12	
		3 x 8-12	3 x 8-12	3 x 8-12		Pulo rápido, p. 132	3 x 8-12	3 x 8-12	3 x 8-12	
				3 x 3-6	3 x 3-6	Pulo de potência, p. 132			3 x 3-6	3 x 3-6
			2 x 8-12	3 x 8-12	3 x 8-12	Movimento brusco do tornozelo, p. 133		2 x 8-12	3 x 8-12	3 x 8-12
				2 x 8-12	2 x 8-12	Salto em distância horizontal, p. 134			2 x 8-12	2 x 8-12
		3 x 4-6	3 x 4-6	3 x 4-6		Salto lateral, p. 135			2 x 8-12	2 x 8-12
	Hopping					Salto em distância horizontal, p. 136				
					3 x 3-6	Saltos laterais, p. 137				3 x 3-6
					3 x 3-6	Pogo em uma perna só, p. 138				3 x 3-6
		3 x 3-6	3 x 3-6	3 x 3-6	3 x 3-6	Salto com chute em uma perna só, p. 139		3 x 3-6	3 x 3-6	3 x 3-6
		3 x 3-6	3 x 3-6	3 x 3-6	3 x 3-6	Saltos com uma perna só, p. 140		3 x 3-6	3 x 3-6	3 x 3-6
		3 x 3-6		3 x 3-6	3 x 3-6	Pulos diagonais, p. 141		3 x 3-6	3 x 3-6	3 x 3-6
						Pulos laterais, p. 142				
	Lançamentos/ Arremessos	2 x 5	2 x 5	2 x 5		Lançamento em forma de pá, p. 143	2 x 5	2 x 5	2 x 5	
		2 x 5	2 x 5	2 x 5		Lançamento em forma de colher, p. 144	2 x 5	2 x 5	2 x 5	
		2 x 6	2 x 6	2 x 6		Lançamento com giro, p. 145	2 x 6	2 x 6	2 x 6	
			2 x 5	2 x 5		Arremesso em forma de colher, p. 146			2 x 6	2 x 6
				2 x 6		Arremesso diagonal, p. 147			2 x 6	2 x 6
					2 x 5	Arremesso para a frente ajoelhado, p. 148	Somente	1 x 5	1 x 5	2 x 5
					2 x 6	Arremesso para a frente de pé, p. 149	para	1 x 5	1 x 5	2 x 5
						Arremesso com um passo para a frente, p. 150	quarterbacks**	1 x 5	1 x 5	2 x 5
	Flexões de braços	2 x 5	2 x 5	2 x 5	2 x 5	Apoio na parede, p. 151	2 x 5	2 x 5	2 x 5	2 x 5
		2 x 5	2 x 5	2 x 5	2 x 5	Apoio com queda, p. 152	2 x 5	2 x 5	2 x 5	2 x 5
						Passe de peito ajoelhado, p. 153				
						Passe de peito, p. 154				

					Exercício				
Complexos	3 x 5-8	3 x 5-8'	3 x 5-8	3 x 5-8	Bom dia/Pressão acima da cabeça/Agachamento com os braços acima da cabeça, p. 97, 111, 102	3 x 5-8	3 x 5-8	3 x 5-8	3 x 5-8
	5 x 2-4	5 x 2-4			Agachamento frontal/*Clean & jerk* (1º e 2º tempos de arremesso), p. 104, 120	5 x 2-4	5 x 2-4		
			3 x 2-4	3 x 2-4	*Clean* de potência/Lançamento em forma de colher, p. 119, 144			3 x 2-4	3 x 2-4
			2 x 4-8	2 x 4-8	Avanço para a frente/Salto separado, p. 68, 127			2 x 4-8	2 x 4-8
Combos		4 x 1-3	4 x 1-3	4 x 1-3	*Clean & jerk* (1º e 2º tempos de arremesso), p. 120			4 x 1-3	4 x 1-3
			4 x 1-3	4 x 1-3	Agachamento frontal/*Clean & jerk* (1º e 2º tempos de arremesso), p. 104, 120			4 x 1-3	4 x 1-3
		3 x 5-8	3 x 5-8	3 x 5-8	Pressão acima da cabeça/Agachamento com os braços acima da cabeça, p. 111, 102			3 x 5-8	3 x 5-8
			4 x 1-3	4 x 1-3	*Clean* (1º tempo de arremesso)/Agachamento frontal/*Clean & jerk* (1º e 2º tempos de arremesso), p. 118, 104, 120			4 x 1-3	4 x 1-3
Início	2x/perna	2x/perna	2x/perna		Passo com pés paralelos, p. 155	2x/perna	2x/perna	2x/perna	2x/perna
	2x/lateral	2x/lateral	2x/lateral	2x/lateral	Passo com um pé na frente do outro, p. 155	2x/lateral	2x/lateral	2x/lateral	2x/lateral
	2x/lateral	2x/lateral	2x/lateral	2x/lateral	Passo aberto, p. 156	2x/lateral	2x/lateral	2x/lateral	2x/lateral
		2x/lateral	2x/lateral	2x/lateral	Passo cruzado, p. 156				2x/lateral
	2x/lateral	2x/lateral	2x/lateral	2x/lateral	Passo em queda, p. 157	2x/lateral	2x/lateral	2x/lateral	2x/lateral
				2x/lateral	Passo em pivô, p. 157				2x/lateral
		2x/lateral	2x/lateral	2x/lateral	Inícios com equilíbrio, p. 158			2x/lateral	2x/lateral
		2x/lateral	2x/lateral	2x/lateral	Inícios com resistência, p. 159			2x/lateral	2x/lateral
Aceleração	2 x 18,3 m	2 x 18,3 m	2 x 18,3 m	2 x 18,3 m	Caminhada "A", p. 160	2 x 18,3 m	2 x 18,3 m	2 x 18,3 m	2 x 18,3 m
	2 x 18,3 m	2 x 18,3 m	2 x 18,3 m	2 x 18,3 m	Salto em uma perna só "A", p. 160	2 x 18,3 m	2 x 18,3 m	2 x 18,3 m	2 x 18,3 m
	2 x 6-10	2 x 6-10	2 x 6-10	2 x 6-10	Manobra contra a parede, p. 162	2 x 6-10	2 x 6-10	2 x 6-10	2 x 6-10
	2 x 18,3 m	2 x 18,3 m	2 x 18,3 m	2 x 18,3 m	Corrida "A" (chute de deslizamento), p. 160	2 x 18,3 m	2 x 18,3 m	2 x 18,3 m	2 x 18,3 m
Velocidade				2 x 18,3 m	Caminhada "B", p. 163			2 x 18,3 m	2 x 18,3 m
				2 x 18,3 m	Salto "B", p. 163			2 x 18,3 m	2 x 18,3 m
				2 x 27,5 m	Deslocamento rápido para a frente, p. 164			2 x 27,5 m	2 x 27,5 m
Agilidade	1 x 6				Manobra de desaceleração com joelhos flexionados, p. 165	1 x 6	1 x 6		
	1 x 6	1 x 6	1 x 6		Manobra do gingado, p. 166	1 x 6	1 x 6	1 x 6	
		4-6x	4-6x	4-6x	Zigue-zague de velocidade, p. 168	4-6x	4-6x	4-6x	
	4-6x	4-6x	4-6x		Corrida de ir e vir, p. 169	4-6x	4-6x		
		4-6x	4-6x	4-6x	Zigue-zague de potência, p. 170		4-6x	4-6x	
		4-6x	4-6x	4-6x	Corrida em "L" com 3 cones, p. 171		4-6x	4-6x	4-6x
				4-6x	Manobra de direção, p. 172			4-6x	4-6x

*fase 1 = semanas 1-3 **fase 2 = semanas 4-6** **fase 3 = semanas 7-9** **fase 4 = semanas 10-12**

** N. de R. T.: *Quarterback* é uma posição no futebol americano cuja função é propor e executar as jogadas ofensivas.

Modo	GINÁSTICA				EXERCÍCIO	HÓQUEI / LACROSSE			
	* Fase 1	Fase 2	Fase 3	Fase 4		* Fase 1	Fase 2	Fase 3	Fase 4
Salto	3 x 8-12	3 x 8-12			Pogo, p. 123	3 x 8-12	3 x 8-12		
	3 x 3-6	3 x 3-6			Agachamento com salto, p. 124	3 x 3-6	3 x 3-6		
		3 x 3-6	3 x 3-6		Deslizar chutando com as duas pernas, p. 125		3 x 3-6	3 x 3-6	
		3 x 3-6	3 x 3-6	3 x 3-6	Salto com os joelhos flexionados, p. 124		3 x 3-6	3 x 3-6	3 x 3-6
		2 x 4-8	2 x 4-8	2 x 4-8	Salto separado, p. 127		2 x 4-8	2 x 4-8	2 x 4-8
		2 x 6-12	2 x 6-12	2 x 6-12	Salto tesoura, p. 128		2 x 6-12	2 x 6-12	2 x 6-12
					Salto em profundidade, p. 129				
Bounding	3 x 8-12	3 x 8-12			Deslocamento alternado, p. 130	3 x 8-12	3 x 8-12	3 x 8-12	
			2 x 8-12	2 x 8-12	Galope, p. 131	2 x 8-12	2 x 8-12	2 x 8-12	
					Pulo rápido, p. 132	3 x 8-12	3 x 8-12	3 x 8-12	
		3 x 3-6	3 x 3-6	3 x 3-6	Pulo de potência, p. 132		3 x 3-6	3 x 3-6	3 x 3-6
			2 x 8-12	3 x 8-12	Movimento brusco do tornozelo, p. 133			2 x 8-12	3 x 8-12
		2 x 8-12	2 x 8-12	2 x 8-12	Salto em distância horizontal, p. 134			2 x 8-12	2 x 8-12
					Salto lateral, p. 135	3 x 4-6	3 x 4-6	3 x 4-6	
Hopping		3 x 3-6	3 x 3-6		Salto em distância horizontal, p. 136		3 x 3-6	3 x 3-6	
	3 x 3-6	3 x 3-6	3 x 3-6		Saltos laterais, p. 137		3 x 3-6	3 x 3-6	
			3 x 3-6	3 x 3-6	Pogo em uma perna só, p. 138		3 x 3-6	3 x 3-6	
				3 x 3-6	Salto com chute em uma perna só, p. 139			3 x 3-6	3 x 3-6
				3 x 3-6	Saltos com uma perna só, p. 140				3 x 3-6
				3 x 3-6	Pulos diagonais, p. 141				3 x 3-6
				2 x 3-6	Pulos laterais, p. 142				2 x 3-6
Lançamentos/ Arremessos	2 x 5	2 x 5			Lançamento em forma de pá, p. 143	2 x 5	2 x 5		
	2 x 5	2 x 5	2 x 5		Lançamento em forma de colher, p. 144	2 x 5	2 x 5	2 x 5	
	2 x 6	2 x 6	2 x 6		Lançamento com giro, p. 145	2 x 6	2 x 6	2 x 6	
			2 x 5	2 x 5	Arremesso em forma de colher, p. 146			2 x 5	2 x 5
			2 x 6	2 x 6	Arremesso diagonal, p. 147			2 x 6	2 x 6
		1 x 5	1 x 5	1 x 5	Arremesso para a frente ajoelhado, p. 148		1 x 5	1 x 5	1 x 5
		1 x 5	1 x 5	1 x 5	Arremesso para a frente de pé, p. 149			1 x 5	1 x 5
					Arremesso com um passo para a frente, p. 150			1 x 5	1 x 5
Flexões de braços	2 x 5	2 x 5			Apoio na parede, p. 151	2 x 5	2 x 5		
			2 x 5	2 x 5	Apoio com queda, p. 152			2 x 5	2 x 5
	2 x 5	2 x 5			Passe de peito ajoelhado, p. 153	2 x 5	2 x 5		
					Passe de peito, p. 154			2 x 5	2 x 5

Pliométricos

Categoria					Exercício				
Complexos	3 x 5-8	3 x 5-8	3 x 5-8	3 x 5-8	Bom dia/Pressão acima da cabeça/Agachamento com os braços acima da cabeça, p. 97, 111, 102	3 x 5-8	3 x 5-8	3 x 5-8	3 x 5-8
	5 x 2-4	5 x 2-4			Agachamento frontal/*Clean & jerk* (1º e 2º tempos de arremesso), p. 104, 120	5 x 2-4	5 x 2-4		
		3 x 2-4	3 x 2-4	3 x 2-4	*Clean* de potência/Lançamento em forma de colher, p. 119, 144		3 x 2-4	3 x 2-4	3 x 2-4
		2 x 4-8	2 x 4-8		Avanço para a frente/Salto separado, p. 68, 127		2 x 4-8	2 x 4-8	
Combos		4 x 1-3	4 x 1-3	4 x 1-3	*Clean & jerk* (1º e 2º tempos de arremesso), p. 120		4 x 1-3	4 x 1-3	4 x 1-3
			4 x 1-3	4 x 1-3	Agachamento frontal/*Clean & jerk* (1º e 2º tempos de arremesso), p. 104, 120			4 x 1-3	4 x 1-3
		3 x 5-8	3 x 5-8	3 x 5-8	Pressão acima da cabeça/Agachamento com os braços acima da cabeça, p. 111, 102		3 x 5-8	3 x 5-8	3 x 5-8
			4 x 1-3	4 x 1-3	*Clean* (1º tempo de arremesso)/Agachamento frontal/ *Clean & jerk* (1º e 2º tempos de arremesso), 118, 104, 120			4 x 1-3	4 x 1-3
Treinamento de aceleração final — Início	2x/lateral	2x/lateral	2x/lateral		Passo com pés paralelos, p. 155	2x/perna	2x/perna	2x/perna	
					Passo com um pé na frente do outro, p. 155	2x/lateral	2x/lateral	2x/lateral	2x/lateral
					Passo aberto, p. 156	2x/lateral	2x/lateral	2x/lateral	2x/lateral
					Passo cruzado, p. 156		2x/lateral	2x/lateral	2x/lateral
					Passo em queda, p. 157	2x/lateral	2x/lateral	2x/lateral	2x/lateral
					Passo em pivô, p. 157				2x/lateral
		2x/lateral	2x/lateral	2x/lateral	Inícios com equilíbrio, p. 158		2x/lateral	2x/lateral	2x/lateral
				2x/lateral	Inícios com resistência, p. 159		2x/lateral	2x/lateral	2x/lateral
Aceleração	2 x 18,3 m	2 x 18,3 m	2 x 18,3 m	2 x 18,3 m	Caminhada "A", p. 160	2 x 18,3 m	2 x 18,3 m	2 x 18,3 m	2 x 18,3 m
	2 x 18,3 m	2 x 18,3 m	2 x 18,3 m	2 x 18,3 m	Salto em uma perna só "A", p. 160	2 x 18,3 m	2 x 18,3 m	2 x 18,3 m	2 x 18,3 m
	2 x 6-10	2 x 6-10	2 x 6-10	2 x 6-10	Manobra contra a parede, p. 162	2 x 6-10	2 x 6-10	2 x 6-10	2 x 6-10
	2 x 18,3 m	2 x 18,3 m	2 x 18,3 m	2 x 18,3 m	Corrida "A" (chute de deslizamento), p. 160	2 x 18,3 m	2 x 18,3 m	2 x 18,3 m	2 x 18,3 m
Velocidade					Caminhada "B", p. 163			2 x 18,3 m	2 x 18,3 m
					Salto "B", p. 163			2 x 18,3 m	2 x 18,3 m
					Deslocamento rápido para a frente, p. 164			2 x 18,3 m	2 x 18,3 m
Agilidade					Manobra de desaceleração com joelhos flexionados, p. 165	1 x 6	1 x 6		
					Manobra do gingado, p. 166	1 x 6	1 x 6	1 x 6	
					Zigue-zague de velocidade, p. 168		4-6x	4-6x	4-6x
					Corrida de ir e vir, p. 169	4-6x	4-6x	4-6x	
					Zigue-zague de potência, p. 170		4-6x	4-6x	4-6x
					Corrida em "L" com 3 cones, p. 171		4-6x	4-6x	4-6x
					Manobra de direção, p. 172				4-6x

*fase 1 = semanas 1-3   fase 2 = semanas 4-6   fase 3 = semanas 7-9   fase 4 = semanas 10-12

Pliométricos

Modo	ESPORTES COM RAQUETE				EXERCÍCIO	RUGBY			
	* Fase 1	Fase 2	Fase 3	Fase 4		* Fase 1	Fase 2	Fase 3	Fase 4
Salto	3 x 8-12	3 x 8-12	3 x 8-12		Pogo, p. 123	3 x 8-12	3 x 8-12		
	3 x 3-6	3 x 3-6	3 x 3-6		Agachamento com salto, p. 124	3 x 3-6			
		3 x 3-6	3 x 3-6		Deslizar chutando com as duas pernas, p. 125		3 x 3-6		
		3 x 3-6	3 x 3-6	3 x 3-6	Salto com os joelhos flexionados, p. 124		3 x 3-6	3 x 3-6	3 x 3-6
		2 x 4-8	2 x 4-8	2 x 4-8	Salto separado, p. 127		2 x 4-8	2 x 4-8	2 x 4-8
			2 x 6-12	2 x 6-12	Salto tesoura, p. 128		2 x 6-12	2 x 6-12	2 x 6-12
				1 x 4-6	Salto em profundidade, p. 129				1 x 4-6
Bounding	3 x 8-12	3 x 8-12	3 x 8-12		Deslocamento alternado, p. 130	3 x 8-12	3 x 8-12	3 x 8-12	
	2 x 8-12	2 x 8-12	2 x 8-12		Galope, p. 131	2 x 8-12	2 x 8-12	2 x 8-12	
	3 x 8-12	3 x 8-12	3 x 8-12		Pulo rápido, p. 132	3 x 8-12	3 x 8-12	3 x 8-12	
		3 x 3-6	3 x 3-6	3 x 3-6	Pulo de potência, p. 132			3 x 3-6	3 x 3-6
		2 x 8-12	3 x 8-12	3 x 8-12	Movimento brusco do tornozelo, p. 133		2 x 8-12	3 x 8-12	3 x 8-12
			2 x 8-12	2 x 8-12	Salto em distância horizontal, p. 134			2 x 8-12	2 x 8-12
		2 x 8-12	2 x 8-12	2 x 8-12	Salto lateral, p. 135				2 x 8-12
Hopping		3 x 3-6	3 x 3-6	3 x 3-6	Salto em distância horizontal, p. 136		3 x 3-6	3 x 3-6	
		3 x 3-6	3 x 3-6	3 x 3-6	Saltos laterais, p. 137		3 x 3-6	3 x 3-6	
		3 x 3-6	3 x 3-6	3 x 3-6	Pogo em uma perna só, p. 138		3 x 3-6	3 x 3-6	
				3 x 3-6	Salto com chute em uma perna só, p. 139				3 x 3-6
				3 x 3-6	Saltos com uma perna só, p. 140				3 x 3-6
				3 x 3-6	Pulos diagonais, p. 141				3 x 3-6
				3 x 3-6	Pulos laterais, p. 142				3 x 3-6
Lançamentos/ Arremessos	2 x 5	2 x 5	2 x 5		Lançamento em forma de pá, p. 143	2 x 5	2 x 5		
	2 x 5	2 x 5	2 x 5		Lançamento em forma de colher, p. 144	2 x 5	2 x 5	2 x 5	
	2 x 6	2 x 6	2 x 6		Lançamento com giro, p. 145	2 x 6	2 x 6	2 x 6	
			2 x 5	2 x 5	Arremesso em forma de colher, p. 146			2 x 5	2 x 5
			2 x 6	2 x 6	Arremesso diagonal, p. 147			2 x 6	2 x 6
	1 x 5	1 x 5	1 x 5	1 x 5	Arremesso para a frente ajoelhado, p. 148			1 x 5	1 x 5
	1 x 5	1 x 5	1 x 5	1 x 5	Arremesso para a frente de pé, p. 149			1 x 5	1 x 5
	1 x 5	1 x 5	1 x 5	1 x 5	Arremesso com um passo para a frente, p. 150			1 x 5	1 x 5
Flexões de braços	2 x 5	2 x 5			Apoio na parede, p. 151	2 x 5	2 x 5		
			2 x 5	2 x 5	Apoio com queda, p. 152			2 x 5	2 x 5
					Passe de peito ajoelhado, p. 153	2 x 5	2 x 5		
					Passe de peito, p. 154			2 x 5	2 x 5

		Fase 1	Fase 2	Fase 3	Fase 4	Exercício	Fase 1	Fase 2	Fase 3	Fase 4
Complexos		3 x 5-8	3 x 5-8	3 x 5-8	3 x 5-8	Bom dia/Pressão acima da cabeça/Agachamento com os braços acima da cabeça, p. 97, 111, 102	3 x 5-8	3 x 5-8	3 x 5-8	3 x 5-8
		5 x 2-4	5 x 2-4			Agachamento frontal/*Clean & jerk* (1º e 2º tempos de arremesso), p. 104, 120	5 x 2-4	5 x 2-4		
			3 x 2-4	3 x 2-4	3 x 2-4	*Clean* de potência/Lançamento em forma de colher, p. 119, 144		3 x 2-4	3 x 2-4	3 x 2-4
			2 x 4-8	2 x 4-8		Avanço para a frente/Salto separado, p. 68, 127		2 x 4-8	2 x 4-8	
Combos			4 x 1-3	4 x 1-3	4 x 1-3	*Clean & jerk* (1º e 2º tempos de arremesso), p. 120		4 x 1-3	4 x 1-3	4 x 1-3
				4 x 1-3	4 x 1-3	Agachamento frontal/*Clean & jerk* (1º e 2º tempos de arremesso), p. 104, 120			4 x 1-3	4 x 1-3
			3 x 5-8	3 x 5-8	3 x 5-8	Pressão acima da cabeça/Agachamento com os braços acima da cabeça, p. 111, 102		3 x 5-8	3 x 5-8	3 x 5-8
				4 x 1-3	4 x 1-3	*Clean* (1º tempo de arremesso)/Agachamento frontal/ *Clean & jerk* (1º e 2º tempos de arremesso), p. 118, 104, 120			4 x 1-3	4 x 1-3
Treinamento de aceleração final	**Início**	2x/perna	2x/perna	2x/perna	2x/perna	Passo com pés paralelos, p. 155	2x/perna	2x/perna	2x/perna	2x/perna
		2x/lateral	2x/lateral	2x/lateral	2x/lateral	Passo com um pé na frente do outro, p. 155	2x/lateral	2x/lateral	2x/lateral	2x/lateral
		2x/lateral	2x/lateral	2x/lateral	2x/lateral	Passo aberto, p. 156	2x/lateral	2x/lateral	2x/lateral	2x/lateral
					2x/lateral	Passo cruzado, p. 156				2x/lateral
		2x/lateral	2x/lateral	2x/lateral	2x/lateral	Passo em queda, p. 157	2x/lateral	2x/lateral	2x/lateral	2x/lateral
					2x/lateral	Passo em pivô, p. 157				2x/lateral
			2x/lateral	2x/lateral	2x/lateral	Inícios com equilíbrio, p. 158		2x/lateral	2x/lateral	2x/lateral
			2x/lateral	2x/lateral	2x/lateral	Inícios com resistência, p. 159		2x/lateral	2x/lateral	2x/lateral
	Aceleração	2 x 18,3 m	2 x 18,3 m	2 x 18,3 m	2 x 18,3 m	Caminhada "A", p. 160	2 x 18,3 m	2 x 18,3 m	2 x 18,3 m	2 x 18,3 m
		2 x 18,3 m	2 x 18,3 m	2 x 18,3 m	2 x 18,3 m	Salto em uma perna só "A", p. 160	2 x 18,3 m	2 x 18,3 m	2 x 18,3 m	2 x 18,3 m
		2 x 6-10	2 x 6-10	2 x 6-10	2 x 6-10	Manobra contra a parede, p. 162	2 x 6-10	2 x 6-10	2 x 6-10	2 x 6-10
		2 x 18,3 m	2 x 18,3 m	2 x 18,3 m	2 x 18,3 m	Corrida "A" (chute de deslizamento), p. 160	2 x 18,3 m	2 x 18,3 m	2 x 18,3 m	2 x 18,3 m
	Velocidade					Caminhada "B", p. 163			2 x 18,3 m	2 x 18,3 m
						Salto "B", p. 163			2 x 18,3 m	2 x 18,3 m
						Deslocamento rápido para a frente, p. 164			2 x 27,5 m	2 x 27,5 m
Agilidade		1 x 6				Manobra de desaceleração com joelhos flexionados, p. 165	1 x 6	1 x 6		
		1 x 6	1 x 6	1 x 6		Manobra do gingado, p. 166	1 x 6	1 x 6	1 x 6	
						Zigue-zague de velocidade, p. 168				
		4-6x	4-6x	4-6x	4-6x	Corrida de ir e vir, p. 169	4-6x	4-6x	4-6x	
			4-6x	4-6x	4-6x	Zigue-zague de potência, p. 170		4-6x	4-6x	
					4-6x	Corrida em "L" com 3 cones, p. 171			4-6x	4-6x
					4-6x	Manobra de direção, p. 172			4-6x	4-6x

*fase 1 = semanas 1-3   **fase 2** = semanas 4-6   **fase 3** = semanas 7-9   **fase 4** = semanas 10-12

Pliométricos

Modo	Exercício	ESQUI – Alpino				ESQUI – Nórdico			
		*Fase 1	Fase 2	Fase 3	Fase 4	*Fase 1	Fase 2	Fase 3	Fase 4
Salto	Pogo, p. 123	3 x 8-12	3 x 8-12			3 x 8-12	3 x 8-12		
	Agachamento com salto, p. 124	3 x 3-6	3 x 3-6			3 x 3-6	3 x 3-6		
	Deslizar chutando com as duas pernas, p. 125		3 x 3-6	3 x 3-6	3 x 3-6		3 x 3-6	3 x 3-6	3 x 3-6
	Salto com os joelhos flexionados, p. 124		3 x 3-6	3 x 3-6			2 x 4-8	2 x 4-8	2 x 4-8
	Salto separado, p. 127						2 x 6-12	2 x 6-12	2 x 6-12
	Salto tesoura, p. 128								
	Salto em profundidade, p. 129				1 x 4-6				1 x 4-6
Bounding	Deslocamento alternado, p. 130	3 x 8-12	3 x 8-12	3 x 8-12	3 x 8-12	3 x 8-12	3 x 8-12	3 x 8-12	3 x 8-12
	Galope, p. 131	2 x 8-12	2 x 8-12	2 x 8-12	2 x 8-12	2 x 8-12	2 x 8-12	2 x 8-12	2 x 8-12
	Pulo rápido, p. 132		3 x 3-6	3 x 3-6			3 x 3-6	3 x 3-6	3 x 3-6
	Pulo de potência, p. 132	3 x 8-12	3 x 8-12	3 x 8-12	3 x 8-12	3 x 8-12	3 x 8-12	3 x 8-12	3 x 8-12
	Movimento brusco do tornozelo, p. 133		2 x 8-12	2 x 8-12	2 x 8-12		2 x 8-12	2 x 8-12	2 x 8-12
	Salto em distância horizontal, p. 134								
	Salto lateral, p. 135	3 X 4-6	3 x 4-6	3 x 4-6	3 x 4-6	3 X 4-6	3 x 4-6	3 x 4-6	3 x 4-6
Hopping	Salto em distância horizontal, p. 136								
	Saltos laterais, p. 137								
	Pogo em uma perna só, p. 138		3 x 3-6	3 x 3-6	3 x 3-6				
	Salto com chute em uma perna só, p. 139		3 x 3-6	3 x 3-6	3 x 3-6				
	Saltos com uma perna só, p. 140		3 x 3-6	3 x 3-6	3 x 3-6				
	Pulos diagonais, p. 141								
	Pulos laterais, p. 142				2 x 3-6				
Lançamentos/Arremessos	Lançamento em forma de pá, p. 143	2 x 5	2 x 5			2 x 5	2 x 5		
	Lançamento em forma de colher, p. 144	2 x 5	2 x 5			2 x 5	2 x 5		
	Lançamento com giro, p. 145	2 x 6	2 x 6	2 x 6	2 x 6	2 x 6	2 x 6	2 x 6	2 x 6
	Arremesso em forma de colher, p. 146		2 x 5	2 x 5	2 x 5		2 x 5	2 x 5	2 x 5
	Arremesso diagonal, p. 147								
	Arremesso para a frente ajoelhado, p. 148		1 x 5	1 x 5	1 x 5		1 x 5	1 x 5	1 x 5
	Arremesso para a frente de pé, p. 149		1 x 5	1 x 5	1 x 5		1 x 5	1 x 5	1 x 5
	Arremesso com um passo para a frente, p. 150								
Flexões de braços	Apoio na parede, p. 151								
	Apoio com queda, p. 152								
	Passe de peito ajoelhado, p. 153								
	Passe de peito, p. 154								

Categoria		Exercício	fase 1	fase 2	fase 3	fase 4
Complexos		Bom dia/Pressão acima da cabeça/Agachamento com os braços acima da cabeça, p. 97, 111, 102	3 x 5-8	3 x 5-8	3 x 5-8	3 x 5-8
		Agachamento frontal/*Clean & jerk* (1º e 2º tempos de arremesso), p. 104, 120	5 x 2-4	5 x 2-4	3 x 2-4	3 x 2-4
		Clean de potência/Lançamento em forma de colher, p. 119, 144	3 x 2-4	3 x 2-4	3 x 2-4	3 x 2-4
		Avanço para a frente/Salto separado, p. 68, 127	2 x 4-8	2 x 4-8	2 x 4-8	
Combos		*Clean & jerk* (1º e 2º tempos de arremesso), p. 120	4 x 1-3	4 x 1-3	4 x 1-3	4 x 1-3
		Agachamento frontal/*Clean & jerk* (1º e 2º tempos de arremesso), p. 104, 120	4 x 1-3	4 x 1-3	4 x 1-3	4 x 1-3
		Pressão acima da cabeça com os braços acima da cabeça, p. 111, 102	3 x 5-8	3 x 5-8	3 x 5-8	3 x 5-8
		Clean (1º tempo de arremesso)/Agachamento frontal/ *Clean & jerk* (1º e 2º tempos de arremesso), p. 118, 104, 120	4 x 1-3	4 x 1-3	4 x 1-3	4 x 1-3
Treinamento de aceleração final	Início	Passo com pés paralelos, p. 155	2x/perna	2x/perna	2x/perna	2x/perna
		Passo com um pé na frente do outro, p. 155	2x/lateral	2x/lateral	2x/lateral	2x/lateral
		Passo aberto, p. 156			2x/lateral	2x/lateral
		Passo cruzado, p. 156			2x/lateral	2x/lateral
		Passo em queda, p. 157	2x/lateral	2x/lateral	2x/lateral	2x/lateral
		Passo em pivô, p. 157	2x/lateral	2x/lateral	2x/lateral	2x/lateral
		Inícios com equilíbrio, p. 158	2x/lateral	2x/lateral	2x/lateral	2x/lateral
		Inícios com resistência, p. 159	2x/lateral	2x/lateral	2x/lateral	2x/lateral
	Aceleração	Caminhada "A", p. 160	2 x 18,3 m	2 x 18,3 m	2 x 18,3 m	2 x 18,3 m
		Salto em uma perna só "A", p. 160	2 x 18,3 m	2 x 18,3 m	2 x 18,3 m	2 x 18,3 m
		Manobra contra a parede, p. 162	2 x 6-10	2 x 6-10	2 x 6-10	2 x 6-10
		Corrida "A" (chute de deslizamento), p. 160	2 x 18,3 m	2 x 18,3 m	2 x 18,3 m	2 x 18,3 m
	Velocidade	Caminhada "B", p. 163				
		Salto "B", p. 163				
		Deslocamento rápido para a frente, p. 164				
Agilidade		Manobra de desaceleração com joelhos flexionados, p. 165	1 x 6	1 x 6	1 x 6	1 x 6
		Manobra do gingado, p. 166	1 x 6	1 x 6	1 x 6	1 x 6
		Zigue-zague de velocidade, p. 168	4-6x	4-6x	4-6x	4-6x
		Corrida de ir e vir, p. 169	4-6x	4-6x	4-6x	4-6x
		Zigue-zague de potência, p. 170	4-6x	4-6x	4-6x	4-6x
		Corrida em "L" com 3 cones, p. 171	4-6x	4-6x	4-6x	4-6x
		Manobra de direção, p. 172	4-6x	4-6x	4-6x	4-6x

* fase 1 = semanas 1-3   fase 2 = semanas 4-6   fase 3 = semanas 7-9   fase 4 = semanas 10-12

Modo		FUTEBOL				EXERCÍCIO	NATAÇÃO			
		* Fase 1	Fase 2	Fase 3	Fase 4		* Fase 1	Fase 2	Fase 3	Fase 4
Pliométricos — Salto		3 x 8-12	3 x 8-12			Pogo, p. 123	3 x 8-12	3 x 8-12		
		3 x 3-6	3 x 3-6			Agachamento com salto, p. 124	3 x 3-6	3 x 3-6		
			3 x 3-6	3 x 3-6		Deslizar chutando com as duas pernas, p. 125				
			3 x 3-6	3 x 3-6	3 x 3-6	Salto com os joelhos flexionados, p. 124		3 x 3-6	3 x 3-6	3 x 3-6
			2 x 4-8	2 x 4-8	2 x 4-8	Salto separado, p. 127		2 x 4-8	2 x 4-8	2 x 4-8
			2 x 6-12	2 x 6-12	2 x 6-12	Salto tesoura, p. 128		2 x 6-12	2 x 6-12	2 x 6-12
					1 x 4-6	Salto em profundidade, p. 129				1 x 4-6
Bounding		3 x 8-12	3 x 8-12	3 x 8-12		Deslocamento alternado, p. 130				
		2 x 8-12	2 x 8-12	2 x 8-12		Galope, p. 131				
		3 x 8-12	3 x 8-12	3 x 8-12		Pulo rápido, p. 132				
				3 x 3-6	3 x 3-6	Pulo de potência, p. 132	3 x 3-6	3 x 3-6	3 x 3-6	3 x 3-6
			2 x 8-12	3 x 8-12	3 x 8-12	Movimento brusco do tornozelo, p. 133				
				2 x 8-12	2 x 8-12	Salto em distância horizontal, p. 134				
		3 x 4-6	3 x 4-6	3 x 4-6		Salto lateral, p. 135				
Hopping			3 x 3-6	3 x 3-6	3 x 3-6	Salto em distância horizontal, p. 136		3 x 3-6	3 x 3-6	3 x 3-6
			3 x 3-6	3 x 3-6	3 x 3-6	Saltos laterais, p. 137				
				3 x 3-6	3 x 3-6	Pogo em uma perna só, p. 138		3 x 3-6	3 x 3-6	3 x 3-6
					3 x 3-6	Salto com chute em uma perna só, p. 139				
					3 x 3-6	Saltos com uma perna só, p. 140				
					3 x 3-6	Pulos diagonais, p. 141				
					2 x 3-6	Pulos laterais, p. 142				
Lançamentos/ Arremessos		2 x 5	2 x 5	2 x 5		Lançamento em forma de pá, p. 143	2 x 5	2 x 5	2 x 5	
		2 x 5	2 x 5	2 x 5		Lançamento em forma de colher, p. 144	2 x 5	2 x 5	2 x 5	
		2 x 6	2 x 6	2 x 6		Lançamento com giro, p. 145	2 x 6	2 x 6	2 x 6	
			2 x 5	2 x 5	2 x 5	Arremesso em forma de colher, p. 146		2 x 5	2 x 5	2 x 5
			2 x 6	2 x 6	2 x 6	Arremesso diagonal, p. 147		2 x 6	2 x 6	2 x 6
			1 x 5	1 x 5	1 x 5	Arremesso para a frente ajoelhado, p. 148		1 x 5	1 x 5	2 x 5
			1 x 5	1 x 5	1 x 5	Arremesso para a frente de pé, p. 149		1 x 5	1 x 5	2 x 5
				1 x 5	1 x 5	Arremesso com um passo para a frente, p. 150				
Flexões de braços		2 x 5	2 x 5			Apoio na parede, p. 151				
				2 x 5	2 x 5	Apoio com queda, p. 152				
		2 x 5	2 x 5			Passe de peito ajoelhado, p. 153				
				2 x 5	2 x 5	Passe de peito, p. 154				

Treinamento funcional para atletas de todos os níveis — 53

Categoria	Exercício	fase 1	fase 2	fase 3	fase 4
Complexos	Bom dia/Pressão acima da cabeça/Agachamento com os braços acima da cabeça, p. 97, 111, 102	3 x 5-8	3 x 5-8	3 x 5-8	3 x 5-8
	Agachamento frontal/Clean & jerk (1º e 2º tempos de arremesso), p. 104, 120	5 x 2-4	5 x 2-4	3 x 2-4	3 x 2-4
	Clean de potência/Lançamento em forma de colher, p. 119, 144	3 x 2-4	3 x 2-4	3 x 2-4	3 x 2-4
	Avanço para a frente/Salto separado, p. 68, 127	2 x 4-8	2 x 4-8	2 x 4-8	2 x 4-8
Combos	Clean & jerk (1º e 2º tempos de arremesso), p. 120	4 x 1-3	4 x 1-3	4 x 1-3	4 x 1-3
	Agachamento frontal/Clean & jerk (1º e 2º tempos de arremesso), p. 104, 120	4 x 1-3	4 x 1-3	4 x 1-3	4 x 1-3
	Pressão acima da cabeça/Agachamento com os braços acima da cabeça, p. 111, 102	3 x 5-8	3 x 5-8	3 x 5-8	3 x 5-8
	Clean (1º tempo de arremesso)/Agachamento frontal/Clean & jerk (1º e 2º tempos de arremesso), p. 118, 104, 120	4 x 1-3	4 x 1-3	4 x 1-3	4 x 1-3
Treinamento de aceleração final — *Início*	Passo com pés paralelos, p. 155	2x/perna	2x/perna	2x/perna	2x/perna
	Passo com um pé na frente do outro, p. 155	2x/lateral	2x/lateral	2x/lateral	2x/lateral
	Passo aberto, p. 156	2x/lateral	2x/lateral	2x/lateral	2x/lateral
	Passo cruzado, p. 156	2x/lateral	2x/lateral	2x/lateral	2x/lateral
	Passo em queda, p. 157	2x/lateral	2x/lateral		
	Passo em pivô, p. 157	2x/lateral	2x/lateral		
	Inícios com equilíbrio, p. 158	2x/lateral	2x/lateral	2x/lateral	2x/lateral
	Inícios com resistência, p. 159	2x/lateral	2x/lateral	2x/lateral	2x/lateral
Aceleração	Caminhada "A", p. 160	2 x 18,3 m	2 x 18,3 m	2 x 18,3 m	2 x 18,3 m
	Salto em uma perna só "A", p. 160	2 x 18,3 m	2 x 18,3 m	2 x 18,3 m	2 x 18,3 m
	Manobra contra a parede, p. 162	2 x 6-10	2 x 6-10	2 x 6-10	2 x 6-10
	Corrida "A" (chute de deslizamento), p. 160	2 x 18,3 m	2 x 18,3 m	2 x 18,3 m	2 x 18,3 m
Velocidade	Caminhada "B", p. 163	2 x 18,3 m	2 x 18,3 m	2 x 18,3 m	2 x 18,3 m
	Salto "B", p. 163	2 x 18,3 m	2 x 18,3 m	2 x 18,3 m	2 x 18,3 m
	Deslocamento rápido para a frente, p. 164	2 x 18,3 m	2 x 18,3 m	2 x 18,3 m	2 x 18,3 m
Agilidade	Manobra de desaceleração com joelhos flexionados, p. 165	1 x 6	1 x 6		
	Manobra do gingado, p. 166	1 x 6	1 x 6		
	Zigue-zague de velocidade, p. 168	4-6x	4-6x		
	Corrida de ir e vir, p. 169	4-6x	4-6x		
	Zigue-zague de potência, p. 170	4-6x	4-6x		
	Corrida em "L" com 3 cones, p. 171	4-6x	4-6x		
	Manobra de direção, p. 172	4-6x	4-6x		

*fase 1 = semanas 1-3   fase 2 = semanas 4-6   fase 3 = semanas 7-9   fase 4 = semanas 10-12

Pilométricos

Modo	ATLETISMO – Distância				EXERCÍCIO	ATLETISMO – Corrida e pulo			
	*Fase 1	Fase 2	Fase 3	Fase 4		*Fase 1	Fase 2	Fase 3	Fase 4
Salto	3 x 8-12	3 x 8-12			Pogo, p. 123	3 x 8-12	3 x 8-12		
	3 x 3-6	3 x 3-6			Agachamento com salto, p. 124	3 x 3-6	3 x 3-6		
	3 x 3-6	3 x 3-6			Deslizar chutando com as duas pernas, p. 125	3 x 3-6	3 x 3-6		
	3 x 3-6	3 x 3-6	3 x 3-6	3 x 3-6	Salto com os joelhos flexionados, p. 124		3 x 3-6	3 x 3-6	3 x 3-6
	2 x 4-8	2 x 4-8	2 x 4-8	2 x 4-8	Salto separado, p. 127		2 x 4-8	2 x 4-8	
		2 x 6-12	2 x 6-12	2 x 6-12	Salto tesoura, p. 128		2 X 6-12	2 x 6-12	2 x 6-12
					Salto em profundidade, p. 129				1 X 4-6
Bounding	3 x 8-12	3 x 8-12	3 x 8-12	3 x 8-12	Deslocamento alternado, p. 130	3 x 8-12	3 x 8-12	3 x 8-12	
	2 x 8-12	2 x 8-12	2 x 8-12	2 x 8-12	Galope, p. 131	2 x 8-12	3 x 8-12	3 x 8-12	
	2 x 8-12	3 x 8-12	3 x 8-12	3 x 8-12	Pulo rápido, p. 132	3 x 8-12	3 x 8-12	3 x 8-12	
			3 x 3-6	3 x 3-6	Pulo de potência, p. 132			3 x 3-6	3 x 3-6
		2 x 8-12	3 x 8-12	3 x 8-12	Movimento brusco do tornozelo, p. 133		2 X 8-12	3 x 8-12	3 x 8-12
				2 x 8-12	Salto em distância horizontal, p. 134			2 x 8-12	2 x 8-12
					Salto lateral, p. 135				
Hopping		3 x 3-6	3 x 3-6		Salto em distância horizontal, p. 136			3 x 3-6	3 x 3-6
		3 x 3-6	3 x 3-6		Saltos laterais, p. 137			3 x 3-6	3 x 3-6
			3 x 3-6	3 x 3-6	Pogo em uma perna só, p. 138			3 x 3-6	3 x 3-6
				3 x 3-6	Salto com chute em uma perna só, p. 139			3 x 3-6	3 x 3-6
				3 x 3-6	Saltos com uma perna só, p. 140			3 x 3-6	3 x 3-6
				3 x 3-6	Pulos diagonais, p. 141				3 x 3-6
				3 x 3-6	Pulos laterais, p. 142				
Lançamentos/ Arremessos					Lançamento em forma de pá, p. 143	2 x 5	2 x 5	2 x 5	
		1 x 5	1 x 5	1 x 5	Lançamento em forma de colher, p. 144	2 x 5	2 x 5	2 x 5	
					Lançamento com giro, p. 145	2 x 6	2 x 6	2 x 6	
					Arremesso em forma de colher, p. 146			2 x 5	2 x 5
					Arremesso diagonal, p. 147			2 x 6	2 x 6
			1 x 5	1 x 5	Arremesso para a frente ajoelhado, p. 148		1 x 5	1 x 5	2 x 5
			1 x 5	1 x 5	Arremesso para a frente de pé, p. 149		1 x 5	1 x 5	2 x 5
			1 x 5	1 x 5	Arremesso com um passo para a frente, p. 150				
Flexões de braços	2 x 5	2 x 5	2 x 5	2 x 5	Apoio na parede, p. 151	2 x 5	2 x 5		
					Apoio com queda, p. 152			2 x 5	2 x 5
					Passe de peito ajoelhado, p. 153	2 x 5	2 x 5		
					Passe de peito, p. 154			2 x 5	2 x 5

Treinamento funcional para atletas de todos os níveis

Categoria	Exercício	Fase 1 (sem. 1-3)	Fase 2 (sem. 4-6)	Fase 3 (sem. 7-9)	Fase 4 (sem. 10-12)
Complexos	Bom dia/Pressão acima da cabeça/Agachamento com os braços acima da cabeça, p. 97, 111, 102	3 x 5-8	3 x 5-8	3 x 5-8	3 x 5-8
	Agachamento frontal/Clean & jerk (1º e 2º tempos de arremesso), p. 104, 120	5 x 2-4	5 x 2-4	5 x 2-4	5 x 2-4
	Clean de potência/Lançamento em forma de colher, p. 119, 144	3 x 2-4	3 x 2-4	3 x 2-4	3 x 2-4
	Avanço para a frente/Salto separado, p. 68, 127	2 x 4-8	2 x 4-8	2 x 4-8	2 x 4-8
Combos	Clean & jerk (1º e 2º tempos de arremesso), p. 120	4 x 1-3	4 x 1-3	4 x 1-3	4 x 1-3
	Agachamento frontal/Clean & jerk (1º e 2º tempos de arremesso), p. 104, 120	4 x 1-3	4 x 1-3	4 x 1-3	4 x 1-3
	Pressão acima da cabeça/Agachamento com os braços acima da cabeça, p. 111, 102	3 x 5-8	3 x 5-8	3 x 5-8	3 x 5-8
	Clean (1º tempo de arremesso)/Agachamento frontal/Clean & jerk (1º e 2º tempos de arremesso), p. 118, 104, 120	4 x 1-3	4 x 1-3	4 x 1-3	4 x 1-3
Treinamento de aceleração final — Início	Passo com pés paralelos, p. 155	2x/lateral	2x/perna	2x/perna	2x/perna
	Passo com um pé na frente do outro, p. 155	2x/lateral	2x/lateral	2x/lateral	2x/lateral
	Passo aberto, p. 156				
	Passo cruzado, p. 156				
	Passo em queda, p. 157	2x/lateral	2x/lateral	2x/lateral	2x/lateral
	Passo em pivô, p. 157				
	Inícios com equilíbrio, p. 158				
	Inícios com resistência, p. 159				
Aceleração	Caminhada "A", p. 160	2 x 18,3 m	2 x 18,3 m	2 x 18,3 m	2 x 18,3 m
	Salto em uma perna só "A", p. 160	2 x 18,3 m	2 x 18,3 m	2 x 18,3 m	2 x 18,3 m
	Manobra contra a parede, p. 162	2 x 6-10	2 x 6-10	2 x 6-10	2 x 6-10
	Corrida "A" (chute de deslizamento), p. 160	2 x 18,3 m	2 x 18,3 m	2 x 18,3 m	2 x 18,3 m
Velocidade	Caminhada "B", p. 163	2 x 18,3 m	2 x 18,3 m	2 x 18,3 m	2 x 18,3 m
	Salto "B", p. 163	2 x 18,3 m	2 x 18,3 m	2 x 18,3 m	2 x 18,3 m
	Deslocamento rápido para a frente, p. 164	2 x 27,5 m	2 x 27,5 m	2 x 27,5 m	2 x 27,5 m
Agilidade	Manobra de desaceleração com joelhos flexionados, p. 165				
	Manobra do gingado, p. 166	1 x 6	1 x 6	1 x 6	1 x 6
	Zigue-zague de velocidade, p. 168		4 x 6	4 x 6	4-6x
	Corrida de ir e vir, p. 169				
	Zigue-zague de potência, p. 170				
	Corrida em "L" com 3 cones, p. 171				
	Manobra de direção, p. 172				

*fase 1 = semanas 1-3 fase 2 = semanas 4-6 fase 3 = semanas 7-9 fase 4 = semanas 10-12

Modo	ATLETISMO – Arremessos				EXERCÍCIO	VÔLEI			
	*Fase 1	Fase 2	Fase 3	Fase 4		*Fase 1	Fase 2	Fase 3	Fase 4
Pliométricos — Salto	3 x 8-12	3 x 8-12			Pogo, p. 123	3 x 8-12	3 x 8-12	3 x 8-12	
	3 x 3-6	3 x 3-6	3 x 3-6		Agachamento com salto, p. 124	3 x 3-6	3 x 3-6	3 x 3-6	
		3 x 3-6	3 x 3-6		Deslizar chutando com as duas pernas, p. 125		3 x 3-6	3 x 3-6	
		3 x 3-6	3 x 3-6	3 x 3-6	Salto com os joelhos flexionados, p. 124		3 x 3-6	3 x 3-6	3 x 3-6
		2 x 4-8	2 x 4-8	2 x 4-8	Salto separado, p. 127		2 x 4-8	2 x 4-8	2 x 4-8
			2 x 6-12	2 x 6-12	Salto tesoura, p. 128			2 x 6-12	2 x 6-12
					Salto em profundidade, p. 129				1 X 4-6
Bounding			3 x 8-12		Deslocamento alternado, p. 130	3 x 8-12	3 x 8-12	3 x 8-12	
			2 x 8-12		Galope, p. 131	2 x 8-12	2 x 8-12	3 x 8-12	
			3 x 8-12		Pulo rápido, p. 132	3 x 8-12	3 x 8-12	3 x 8-12	
	3 x 3-6	3 x 3-6	3 x 3-6	3 x 3-6	Pulo de potência, p. 132			3 x 3-6	3 x 3-6
			3 x 8-12		Movimento brusco do tornozelo, p. 133		2 X 8-12	3 x 8-12	3 x 8-12
			2 x 8-12		Salto em distância horizontal, p. 134				
	3 x 4-6	3 x 4-6	3 x 4-6	3 x 4-6	Salto lateral, p. 135	3 x 4-6	3 x 4-6	3 x 4-6	3 x 4-6
Hopping		3 x 3-6	3 x 3-6		Salto em distância horizontal, p. 136				
			3 x 3-6	3 x 3-6	Saltos laterais, p. 137		3 x 3-6	3 x 3-6	3 x 3-6
			3 x 3-6	3 x 3-6	Pogo em uma perna só, p. 138		3 x 3-6	3 x 3-6	3 x 3-6
					Salto com chute em uma perna só, p. 139			3 x 3-6	3 x 3-6
					Saltos com uma perna só, p. 140				3 x 3-6
					Pulos diagonais, p. 141				
					Pulos laterais, p. 142				3 x 3-6
Lançamentos / Arremessos	2 x 5	3 x 6-8	3 x 6-8	3 x 6-8	Lançamento em forma de pá, p. 143	2 x 5	2 x 5	2 x 5	
	2 x 5	3 x 6-8	3 x 6-8	3 x 6-8	Lançamento em forma de colher, p. 144	2 x 5	2 x 5	2 x 5	
	2 x 5	3 x 6-8	3 x 6-8	3 x 6-8	Lançamento com giro, p. 145	2 x 6	2 x 6	2 x 6	
	2 x 5	3 x 6-8	3 x 6-8	3 x 6-8	Arremesso em forma de colher, p. 146		2 x 5	2 x 5	2 x 5
		3 x 6-8	3 x 6-8	3 x 6-8	Arremesso diagonal, p. 147		2 x 6	2 x 6	2 x 6
	2 x 5 *(Apenas*	3 x 6-8	3 x 6-8 *(para*	3 x 6-8 *Dardos)*	Arremesso para a frente ajoelhado, p. 148	2 x 5	2 x 5	2 x 5	2 x 5
	2 x 5	3 x 6-8	3 x 6-8	3 x 6-8	Arremesso para a frente de pé, p. 149	2 x 5	2 x 5	2 x 5	2 x 5
	2 x 5	3 x 6-8	3 x 6-8	3 x 6-8	Arremesso com um passo para a frente, p. 150	2 x 5	2 x 5	2 x 5	2 x 5
Flexões de braços	2 x 5	2 x 5			Apoio na parede, p. 151	2 x 5	2 x 5		
			2 x 5	2 x 5	Apoio com queda, p. 152			2 x 5	2 x 5
	2 x 5	2 x 5			Passe de peito ajoelhado, p. 153				
					Passe de peito, p. 154	2 x 5	2 x 5	2 x 5	2 x 5

Categoria		F1	F2	F3	F4	Exercício	F1	F2	F3	F4
Complexos		3 x 5-8	3 x 5-8	3 x 5-8	3 x 5-8	Bom dia/Pressão acima da cabeça/Agachamento com os braços acima da cabeça, p. 97, 111, 102	3 x 5-8	3 x 5-8	3 x 5-8	3 x 5-8
		5 x 2-4	5 x 2-4			Agachamento frontal/*Clean & jerk* (1º e 2º tempos de arremesso), p. 104, 120	5 x 2-4	5 x 2-4		
				3 x 2-4	3 x 2-4	*Clean* de potência/Lançamento em forma de colher, p. 119, 144			3 x 2-4	3 x 2-4
				2 x 4-8	2 x 4-8	Avanço para a frente/Salto separado, p. 68, 127			2 x 4-8	2 x 4-8
Combos			4 x 1-3	4 x 1-3	4 x 1-3	*Clean & jerk* (1º e 2º tempos de arremesso), p. 120		4 x 1-3	4 x 1-3	4 x 1-3
				4 x 1-3	4 x 1-3	Agachamento frontal/*Clean & jerk* (1º e 2º tempos de arremesso), p. 104, 120			4 x 1-3	4 x 1-3
			3 x 5-8	3 x 5-8	3 x 5-8	Pressão acima da cabeça/Agachamento com os braços acima da cabeça, p. 111, 102		3 x 5-8	3 x 5-8	3 x 5-8
				4 x 1-3	4 x 1-3	*Clean* (1º tempo de arremesso)/Agachamento frontal/ *Clean & jerk* (1º e 2º tempos de arremesso), p. 118, 104, 120			4 x 1-3	4 x 1-3
Treinamento de aceleração final	Início	2x/perna	2x/perna	2x/perna		Passo com pés paralelos, p. 155	2x/perna	2x/perna	2x/perna	
		2x/lateral	2x/lateral	2x/lateral	2x/lateral	Passo com um pé na frente do outro, p. 155	2x/lateral	2x/lateral	2x/lateral	2x/lateral
				2x/lateral	2x/lateral	Passo aberto, p. 156	2x/lateral	2x/lateral	2x/lateral	2x/lateral
						Passo cruzado, p. 156				2x/lateral
				2x/lateral	2x/lateral	Passo em queda, p. 157	2x/lateral	2x/lateral	2x/lateral	2x/lateral
				2x/lateral	2x/lateral	Passo em pivô, p. 157				2x/lateral
				2x/lateral	2x/lateral	Inícios com equilíbrio, p. 158		2x/lateral	2x/lateral	2x/lateral
				2x/lateral	2x/lateral	Inícios com resistência, p. 159		2x/lateral	2x/lateral	2x/lateral
	Aceleração	2 x 18,3 m	2 x 18,3 m	2 x 18,3 m	2 x 18,3 m	Caminhada "A", p. 160	2 x 18,3 m	2 x 18,3 m	2 x 18,3 m	2 x 18,3 m
		2 x 18,3 m	2 x 18,3 m	2 x 18,3 m	2 x 18,3 m	Salto em uma perna só "A", p. 160	2 x 18,3 m	2 x 18,3 m	2 x 18,3 m	2 x 18,3 m
		2 x 6-10	2 x 6-10	2 x 6-10	2 x 6-10	Manobra contra a parede, p. 162	2 x 6-10	2 x 6-10	2 x 6-10	2 x 6-10
		2 x 18,3 m	2 x 18,3 m	2 x 18,3 m	2 x 18,3 m	Corrida "A" (chute de deslizamento), p. 160	2 x 18,3 m	2 x 18,3 m	2 x 18,3 m	2 x 18,3 m
	Velocidade					Caminhada "B", p. 163				
						Salto "B", p. 163				
						Deslocamento rápido para a frente, p. 164				
Agilidade						Manobra de desaceleração com joelhos flexionados, p. 165	1 x 6			
		1 x 6	1 x 6	1 x 6		Manobra do gingado, p. 166	1 x 6	1 x 6	1 x 6	
						Zigue-zague de velocidade, p. 168				
			4-6x	4-6x		Corrida de ir e vir, p. 169	4 x 6x	4 x 6x	4-6x	
						Zigue-zague de potência, p. 170				4 x 6x
					4-6x	Corrida em "L" com 3 cones, p. 171			4 x 6x	4 x 6x
						Manobra de direção, p. 172				4 x 6x

Pliométricos — **LUTA LIVRE**

Modo	EXERCÍCIO	*Fase 1	Fase 2	Fase 3	Fase 4
Salto	Pogo, p. 123	3 x 8-12	3 x 8-12		
Salto	Agachamento com salto, p. 124	3 x 3-6	3 x 3-6		
Salto	Deslizar chutando com as duas pernas, p. 125		3 x 3-6	3 x 3-6	3 x 3-6
Salto	Salto com os joelhos flexionados, p. 124		3 x 3-6	3 x 3-6	3 x 3-6
Salto	Salto separado, p. 127		2 x 4-8	2 x 4-8	2 x 4-8
Salto	Salto tesoura, p. 128		2 x 6-12	2 x 6-12	2 x 6-12
Salto	Salto em profundidade, p. 129				
Bounding	Deslocamento alternado, p. 130	3 x 8-12	3 x 8-12	3 x 8-12	3 x 8-12
Bounding	Galope, p. 131	2 x 8-12	2 x 8-12	2 x 8-12	2 x 8-12
Bounding	Pulo rápido, p. 132	3 x 8-12	3 x 8-12	3 x 8-12	3 x 8-12
Bounding	Pulo de potência, p. 132		3 X 8-12	3 x 8-12	3 x 8-12
Bounding	Movimento brusco do tornozelo, p. 133		2 X 8-12	2 X 8-12	2 x 8-12
Bounding	Salto em distância horizontal, p. 134				
Bounding	Salto lateral, p. 135	3 x 4-6	3 x 4-6	3 x 4-6	3 x 4-6
Hopping	Salto em distância horizontal, p. 136		3 x 3-6	3 x 3-6	3 x 3-6
Hopping	Saltos laterais, p. 137		3 x 3-6	3 x 3-6	3 x 3-6
Hopping	Pogo em uma perna só, p. 138			3 x 3-6	3 x 3-6
Hopping	Salto com chute em uma perna só, p. 139				3 x 3-6
Hopping	Saltos com uma perna só, p. 140				3 x 3-6
Hopping	Pulos diagonais, p. 141				3 x 3-6
Hopping	Pulos laterais, p. 142				2 x 3-6
Lançamentos/Arremessos	Lançamento em forma de pá, p. 143	2 x 5	2 x 5	2 x 5	
Lançamentos/Arremessos	Lançamento em forma de colher, p. 144	2 x 5	2 x 5	2 x 5	
Lançamentos/Arremessos	Lançamento com giro, p. 145	2 x 6	2 x 6	2 x 6	
Lançamentos/Arremessos	Arremesso em forma de colher, p. 146		2 x 5	2 x 5	2 x 5
Lançamentos/Arremessos	Arremesso diagonal, p. 147			2 x 6	2 x 6
Lançamentos/Arremessos	Arremesso para a frente ajoelhado, p. 148			1 x 5	1 x 5
Lançamentos/Arremessos	Arremesso para a frente de pé, p. 149			1 x 5	1 x 5
Lançamentos/Arremessos	Arremesso com um passo para a frente, p. 150				
Flexões de braços	Apoio na parede, p. 151	2 x 5	2 x 5		
Flexões de braços	Apoio com queda, p. 152				
Flexões de braços	Passe de peito ajoelhado, p. 153			2 x 5	2 x 5
Flexões de braços	Passe de peito, p. 154	2 x 5	2 x 5	2 x 5	2 x 5

Complexos

Exercício	fase 1	fase 2	fase 3	fase 4
Bom dia/Pressão acima da cabeça/Agachamento com os braços acima da cabeça, p. 97, 111, 102	3 x 5-8	3 x 5-8	3 x 5-8	3 x 5-8
Agachamento frontal/*Clean & jerk* (1º e 2º tempos de arremesso), p. 104, 120	5 x 2-4	5 x 2-4		
Clean de potência/Lançamento em forma de colher, p. 119, 144		3 x 2-4	3 x 2-4	3 x 2-4
Avanço para a frente/Salto separado, p. 68, 127		2 x 4-8	2 x 4-8	

Combos

Exercício	fase 1	fase 2	fase 3	fase 4
Clean & jerk (1º e 2º tempos de arremesso), p. 120		4 x 1-3	4 x 1-3	4 x 1-3
Agachamento frontal/*Clean & jerk* (1º e 2º tempos de arremesso), p. 104, 120			4 x 1-3	4 x 1-3
Pressão acima da cabeça/Agachamento com os braços acima da cabeça, p. 111, 102		3 x 5-8	3 x 5-8	3 x 5-8
Clean (1º tempo de arremesso)/Agachamento frontal/*Clean & jerk* (1º e 2º tempos de arremesso), p. 118, 104, 120			4 x 1-3	4 x 1-3

Treinamento de aceleração final — Início

Exercício	fase 1	fase 2	fase 3	fase 4
Passo com pés paralelos, p. 155	2x/perna	2x/perna	2x/perna	
Passo com um pé na frente do outro, p. 155	2x/lateral	2x/lateral	2x/lateral	2x/lateral
Passo aberto, p. 156	2x/lateral	2x/lateral	2x/lateral	2x/lateral
Passo cruzado, p. 156		2x/lateral	2x/lateral	2x/lateral
Passo em queda, p. 157	2x/lateral	2x/lateral	2x/lateral	2x/lateral
Passo em pivô, p. 157				2x/lateral
Inícios com equilíbrio, p. 158		2x/lateral	2x/lateral	2x/lateral
Inícios com resistência, p. 159		2x/lateral	2x/lateral	2x/lateral
Caminhada "A", p. 160	2 x 18,3 m	2 x 18,3 m	2 x 18,3 m	2 x 18,3 m

Treinamento de aceleração final — Aceleração

Exercício	fase 1	fase 2	fase 3	fase 4
Salto em uma perna só "A", p. 160	2 x 18,3 m	2 x 18,3 m	2 x 18,3 m	2 x 18,3 m
Manobra contra a parede, p. 162	2 x 6-10	2 x 6-10	2 x 6-10	2 x 6-10
Corrida "A" (chute de deslizamento), p. 160	2 x 18,3 m	2 x 18,3 m	2 x 18,3 m	2 x 18,3 m
Caminhada "B", p. 163				

Treinamento de aceleração final — Velocidade

Exercício	fase 1	fase 2	fase 3	fase 4
Salto "B", p. 163				
Deslocamento rápido para a frente, p. 164				

Treinamento de aceleração final — Agilidade

Exercício	fase 1	fase 2	fase 3	fase 4
Manobra de desaceleração com joelhos flexionados, p. 165	1 x 6	1 - 6	1 - 6	
Manobra do gingado, p. 166				
Zigue-zague de velocidade, p. 168		4 - 6x	4 - 6x	4 - 6x
Corrida de ir e vir, p. 169	4 - 6x	4 - 6x	4 - 6x	
Zigue-zague de potência, p. 170		4 - 6x	4 - 6x	4 - 6x
Corrida em "L" com 3 cones, p. 171		4 - 6x	4 - 6x	4 - 6x
Manobra de direção, p. 172				4 - 6x

* **fase 1** = semanas 1-3   **fase 2** = semanas 4-6   **fase 3** = semanas 7-9   **fase 4** = semanas 10-12

PARTE III
EXERCÍCIOS

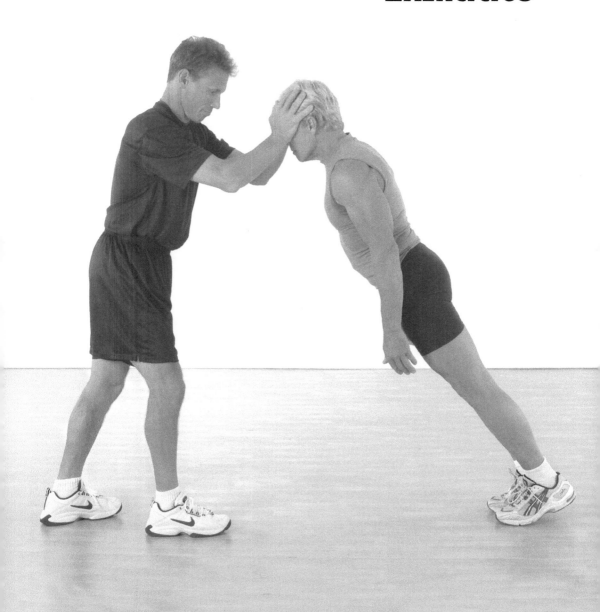

Aquecimento dinâmico

Manobra com a cabeça erguida – Agarrar o joelho

OBJETIVO: Melhorar a extensão postural e a flexão do quadril em um ritmo de caminhada.

POSIÇÃO INICIAL: Fique em pé com uma postura ereta, certificando-se de que você não se "sente" ou curve durante toda a manobra.

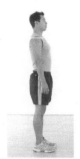

Posição inicial

1 Dê um passo à frente com seu pé esquerdo enquanto ergue e agarra o seu joelho direito, puxando-o bem alto e próximo do seu tórax. Ao mesmo tempo, fique na ponta dos pés, atingindo a maior altura que puder sem que o pé realmente deixe de fazer contato com o solo.

2 Libere o seu joelho e aterrisse com a totalidade do pé, com seu peso à frente do pé. O seu queixo deve estar sobre o dorso do pé em vez de sobre o calcanhar.

Dê um passo e repita no outro lado. Continue com o movimento, alternando as pernas.

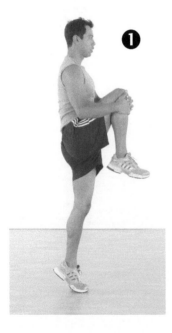

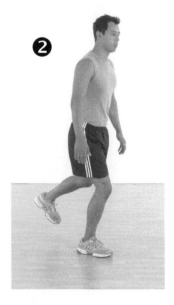

Aquecimento dinâmico

Manobra com a cabeça erguida – Posição de sapo (*froggie*)

OBJETIVO: Melhorar a extensão postural e a flexão lateral do quadril.

POSIÇÃO INICIAL: Fique em pé com uma postura ereta, com uma mão tocando a outra, na sua frente.

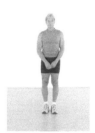

Posição inicial

1 Dê um passo à frente com o pé direito e leve o joelho esquerdo para cima e para o lado, acima do nível da cintura. Ao mesmo tempo, fique na ponta dos pés, atingindo a maior altura que puder sem que o pé realmente deixe de fazer contato com o solo.

2 Oscile o seu pé esquerdo na frente do seu tórax e desça a perna, como se estivesse desviando o passo de um grande tronco de árvore caído.

Repita no outro lado.

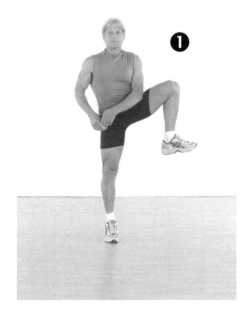
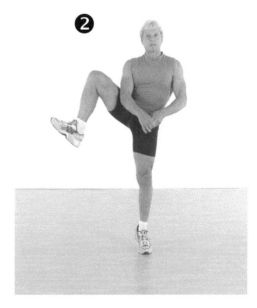

Aquecimento dinâmico

Manobra com a cabeça erguida – Posição de marcha

OBJETIVO: Melhorar a extensão postural e a flexão de quadril elevada.

POSIÇÃO INICIAL: Fique em pé com uma postura ereta e os braços estendidos à sua frente, no nível dos olhos. Certifique-se de que você não se "sente" ou curve durante toda a manobra.

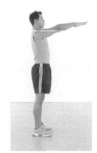

Posição inicial

1 Dê um passo à frente com o pé direito, sustentando-se sobre os dedos do pé direito à medida que você eleva a perna esquerda até o pé tocar a mão esquerda. Atinja a maior altura que conseguir.

2 À medida que você desce o pé esquerdo, mantenha os dedos do pé apontando para cima. Ao mesmo tempo, traga sua perna de volta para baixo fazendo contato com o solo e mantendo seu peso à frente naquele pé.

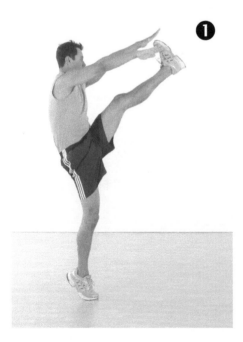

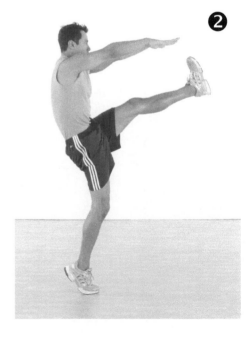

Aquecimento dinâmico

Caminhar sobre os calcanhares

OBJETIVO: Melhorar a mobilidade do quadril e dorsiflexão do pé, alongar dinamicamente a panturrilha, prevenir a canelite.

POSIÇÃO INICIAL: Assuma uma postura de caminhada normal.

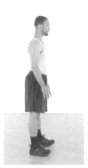

Posição inicial

1 Trave os joelhos e dê um passo à frente com seu pé direito, fazendo dorsiflexão no tornozelo (apontando os dedos do pé para cima) de modo que apenas o calcanhar faça contato com o solo.

2 Repita no outro lado e continue a caminhar desse modo por 27 metros.

Aumente semanalmente a distância de modo gradual para até 135 metros.

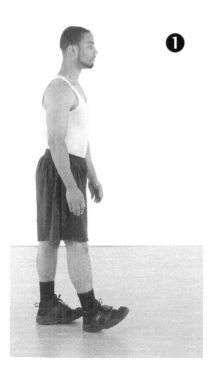

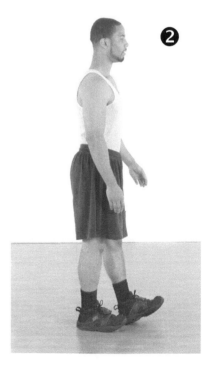

Aquecimento dinâmico

Caminhar na ponta dos pés

OBJETIVO: Melhorar a mobilidade do quadril, alongar dinamicamente a parte anterior da perna, fortalecer os músculos do tornozelo e da panturrilha.

POSIÇÃO INICIAL: Assuma uma postura de caminhada normal.

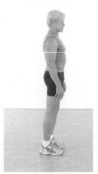

Posição inicial

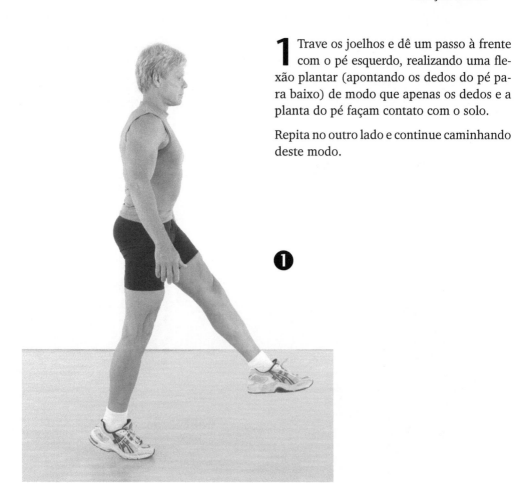

1 Trave os joelhos e dê um passo à frente com o pé esquerdo, realizando uma flexão plantar (apontando os dedos do pé para baixo) de modo que apenas os dedos e a planta do pé façam contato com o solo.

Repita no outro lado e continue caminhando deste modo.

Aquecimento dinâmico

Segurar a ponta dos dedos

OBJETIVO: Melhorar a flexão do quadril, alongar dinamicamente a parte posterior da perna e região lombar.

POSIÇÃO INICIAL: Assuma uma posição de caminhada normal.

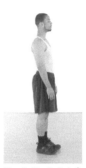

Posição inicial

1 Mantendo suas pernas retas, dê um passo à frente com o pé direito em dorsiflexão (dedos do pé para cima).

2 Dobre seu torso nos quadris e agarre o hálux do pé direito com sua mão esquerda.

Caminhe alguns passos e repita no outro lado, alternando perna e mão.

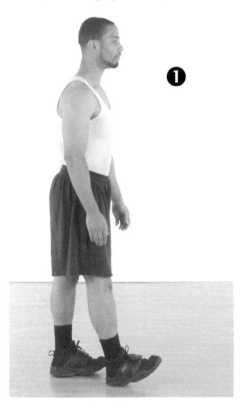

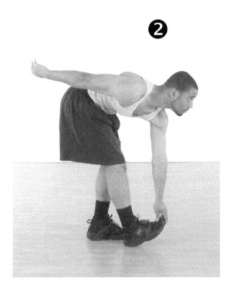

Aquecimento dinâmico

Avanço para a frente

OBJETIVO: Melhorar a estabilidade do quadril, alongar dinamicamente os glúteos, isquiotibiais e extensores do quadril, melhorar a postura, fortalecer o *core*.

POSIÇÃO INICIAL: Assuma uma posição de caminhada normal.

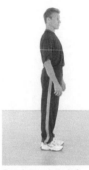

Posição inicial

1 Dê um passo à frente com o pé direito e incline a perna que está atrás até que o joelho gentilmente toque o solo logo abaixo da linha do quadril. Mantenha os ombros alinhados com quadris e joelho traseiro.

2 Pressione com sua perna traseira para avançar e repita o avanço no outro lado.

Alterne para repetições prescritas.

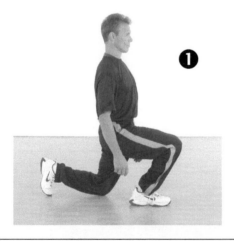

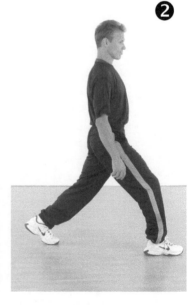

AVANÇO PARA TRÁS

Em vez de dar um passo à frente com sua perna direita, dê um passo para trás e incline o seu joelho direito até que ele gentilmente toque o solo em um ponto abaixo da linha do quadril. Isso desafia um pouco mais o seu equilíbrio.

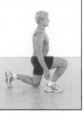

Aquecimento dinâmico

Avanço lateral

OBJETIVO: Melhorar a mobilidade do quadril, alongar dinamicamente os músculos glúteos, isquiotibiais e da virilha, melhorar a postura, fortalecer o *core*.

POSIÇÃO INICIAL: Assuma uma posição de caminhada normal.

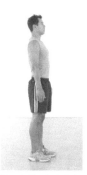

Posição inicial

1 Impulsionando com sua perna esquerda ligeiramente flexionada, dê um passo à frente com o pé direito. Faça um movimento de pivô com o pé esquerdo para ficar virado para o lado quando o pé direito aterrissar. Mantenha seu tórax aberto e os ombros alinhados com os quadris.

2 Repita no outro lado, pressionando e dando um passo à frente com o pé esquerdo. Faça o movimento de pivô com o pé direito para ficar virado para o lado oposto.

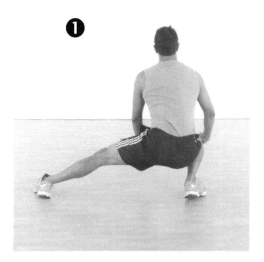

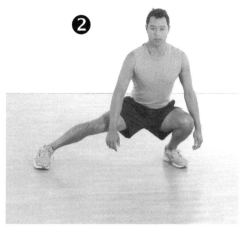

Aquecimento dinâmico

Mãos e calcanhares

OBJETIVO: Melhorar a mobilidade do quadril, alongar dinamicamente os músculos das pernas, da região lombar e do ombro, fortalecer o *core*.

POSIÇÃO INICIAL: Assuma uma posição de caminhada normal.

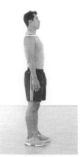

Posição inicial

1 Flexionando o corpo na linha dos quadris e mantendo os calcanhares de ambos os pés no solo, avance até que as palmas de suas duas mãos estejam no solo.

2 Mantenha os quadris elevados, as pernas retas e as mãos no solo à medida que você dá um passo à frente com a perna esquerda.

Continue a engatinhar para a frente.

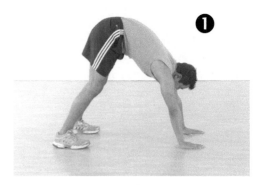

> **VARIAÇÃO "SUBINDO A MONTANHA"**
>
> Para fortalecer mais os flexores e extensores de quadril, no passo 2, dê um passo à frente com o pé direito, inclinando o quadril e joelho de modo que o seu pé fique completamente à frente da mão direita.

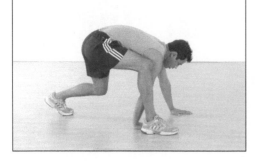

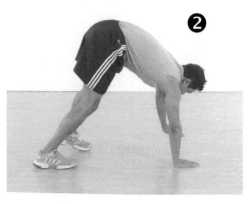

Aquecimento dinâmico

Salto exagerado

OBJETIVO: Melhorar a mobilidade do quadril, alongar dinamicamente os músculos das pernas, da região lombar e dos ombros, aumentar o ritmo da progressão do movimento. Este exercício é feito em um ritmo do tipo "passo-pulo-passo-pulo". Os passos devem ter um bom alcance, e os pulos devem ser bastante rápidos.

POSIÇÃO INICIAL: Assuma uma posição de caminhada normal.

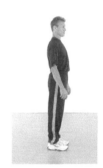

Posição inicial

1 Comece o salto pulando com o pé direito e levando o joelho esquerdo acima da linha do quadril. Bata palmas por baixo de sua coxa.

Continue saltando e batendo palmas. Alterne os lados.

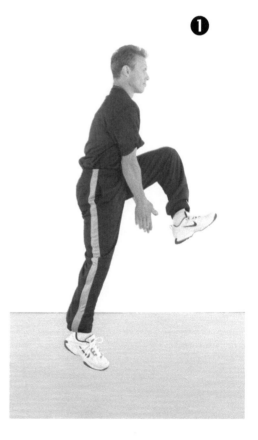

VARIAÇÃO 1	VARIAÇÃO DO SALTO CRUZADO
Inclua oscilações exageradas dos braços para trás e para cima a fim de aumentar a mobilização do torso.	À medida que o joelho que salta sobe, conduza-o para cima e para dentro na linha média do torso.

Aquecimento dinâmico

Shuffle

OBJETIVO: Melhorar a mobilidade do quadril, joelho e tornozelo, alongar dinamicamente os músculos da virilha e os isquiotibiais.

POSIÇÃO INICIAL: Fique em pé com seus pés separados na largura da cintura e com os joelhos levemente flexionados. Os pés devem apontar para a frente, retos, e os quadris devem estar nivelados durante toda a manobra.

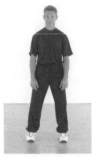

Posição inicial

1 Faça pressão com seu pé esquerdo no solo, levando o joelho e quadril direitos para a direita.

2 Aterrisse imediatamente com o pé direito e traga o pé esquerdo de volta para a linha do quadril e repita. Os seus quadris devem permanecer baixos à medida que os pés deslizam no solo.

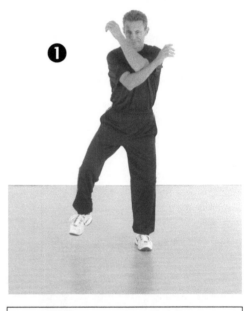

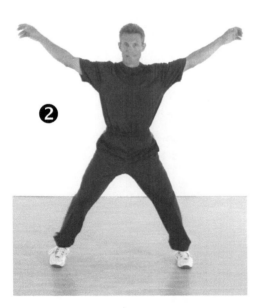

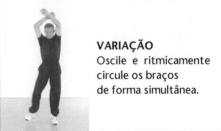

VARIAÇÃO
Oscile e ritmicamente circule os braços de forma simultânea.

Aquecimento dinâmico

Salto lateral

OBJETIVO: Melhorar a mobilidade do quadril, joelho e tornozelo, alongar dinamicamente os músculos da virilha e os isquiotibiais, melhorar a mecânica da movimentação lateral e projeção do quadril.

POSIÇÃO INICIAL: Fique em pé com seus pés separados na largura da cintura, joelhos levemente flexionados. Os pés devem apontar para a frente, retos, e os quadris devem estar nivelados durante toda a manobra.

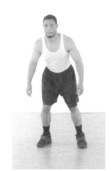

Posição inicial

1 Pressione bem o pé esquerdo contra o chão para saltar, levando seus quadris para a direita. Aterrisse novamente sobre o pé esquerdo e pressione seus quadris novamente para a direita.

2 Aterrisse o salto sobre o pé direito. Faça este movimento de salto-à-esquerda/passo-com-a-direita (esquerda-esquerda-direita, esquerda-esquerda-direita) pela distância recomendada. Após, repita na direção oposta para a sequência de um salto com o pé direito, passo com o pé esquerdo (direita-direita-esquerda, direita-direita-esquerda). Os passos devem ter um grande alcance, e os saltos devem ser bem rápidos.

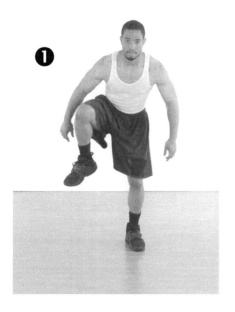

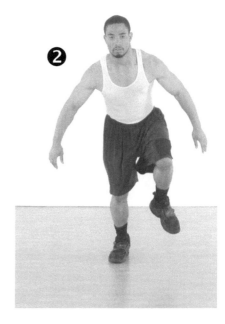

Aquecimento dinâmico

Carioca

OBJETIVO: Aumentar a mobilidade dos aspectos rotacionais dos quadris, joelhos e tornozelos, alongar dinamicamente os músculos da virilha, isquiotibiais e tronco.

POSIÇÃO INICIAL: Fique em pé com os pés separados na largura dos quadris, joelhos levemente flexionados. Mantenha o seu centro de gravidade baixo e os quadris soltos durante toda a manobra.

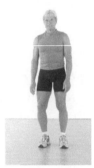

Posição inicial

1 Coloque o pé direito à frente de forma a cruzar a perna esquerda. Prosseguindo na mesma direção, coloque a perna esquerda à esquerda de modo que você novamente esteja em uma postura ampliada.

2 Coloque seu pé direito atrás da perna esquerda, de forma a cruzá-la.

Continue esse movimento de "passo para trás-passo-passo para a frente" até atingir uma distância determinada; em seguida, troque de direção.

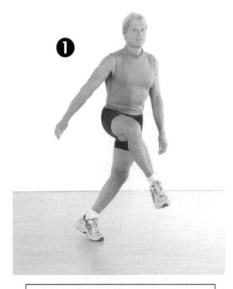

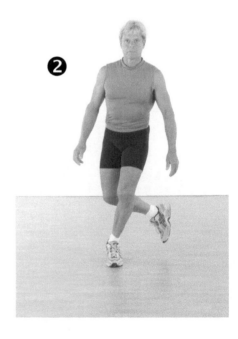

> **VARIAÇÃO**
> Fique em pé mais alto e faça o joelho cruzar acima da linha da cintura.

Aquecimento dinâmico

Corrida para trás

OBJETIVO: Melhorar a mobilidade dos quadris e região lombar, alongar dinamicamente os flexores do quadril e quadríceps, desenvolver músculos opositores e equilibrar a carga de corrida. Se esse movimento fosse capturado em filme, se pareceria como se alguém estivesse invertendo a corrida para a frente. Essa manobra é muito usada também no resfriamento.

POSIÇÃO INICIAL: Assuma uma posição de corrida normal.

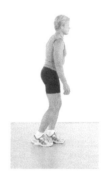

Posição inicial

1. Mantendo o seu torso exatamente na mesma postura de quando você corre para a frente, corra para trás levando seus pés, atingindo os calcanhares para trás e tentando ganhar o máximo de distância possível em cada passada.

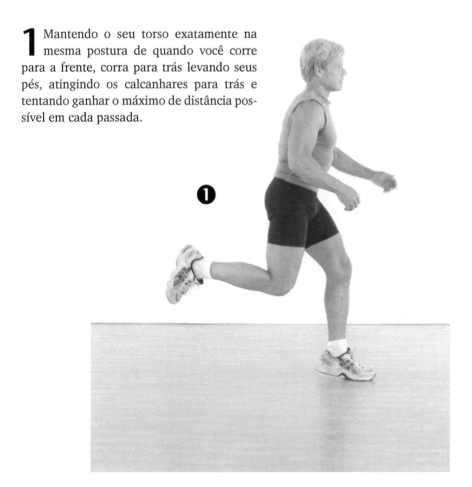

Aquecimento dinâmico

Recuar

OBJETIVO: Melhorar a mobilidade dos quadris e da região lombar, alongar dinamicamente quadríceps e isquiotibiais, desenvolver a capacidade de mover-se em uma posição estabelecida de quadril abaixado com os pés, permanecendo por baixo do centro de gravidade do corpo.

POSIÇÃO INICIAL: Fique em pé com seus quadris e joelhos flexionados, mantendo os ombros posicionados sobre os joelhos. Mantenha essa posição durante toda a manobra. As suas costas devem estar arqueadas, não arredondadas.

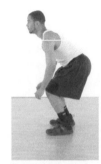

Posição inicial

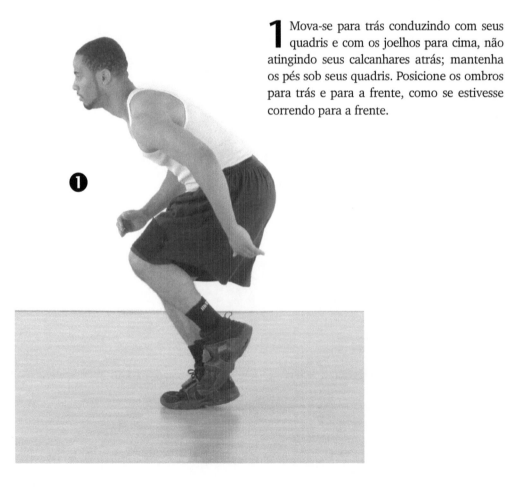

1 Mova-se para trás conduzindo com seus quadris e com os joelhos para cima, não atingindo seus calcanhares atrás; mantenha os pés sob seus quadris. Posicione os ombros para trás e para a frente, como se estivesse correndo para a frente.

Aquecimento dinâmico

Salto para trás

OBJETIVO: Melhorar a mobilidade dos quadris e da região lombar, alongar dinamicamente quadríceps, glúteos e isquiotibiais, aumentar a capacidade de mover-se com rapidez com mecânicas de "pressão" para trás e os pés permanecendo por baixo do centro de gravidade.

POSIÇÃO INICIAL: Fique em pé com seus quadris e joelhos flexionados, mantendo os ombros alinhados com os joelhos. As suas costas devem estar arqueadas.

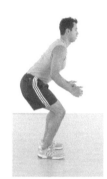

Posição inicial

1 Mantendo o torso elevado, dê um passo para trás com o pé direito e pule em um pé só com esse pé, movendo seus braços de forma natural.

2 Recue com o pé esquerdo e pule apenas com esse pé.

Continue a cadência de direita-direita-esquerda-esquerda.

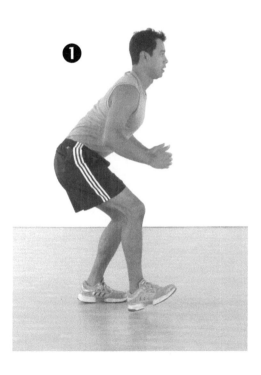

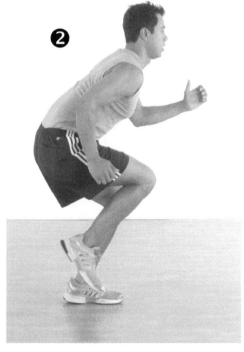

Aquecimento dinâmico

Shuffle para trás

OBJETIVO: Melhorar a mobilidade dos quadris, joelhos e tornozelos, alongar dinamicamente os glúteos, a virilha e os isquiotibiais. A manobra inclui movimentos de rotação no quadril para manter uma linha de visão à frente com o movimento linear para trás.

POSIÇÃO INICIAL: Usando uma distância de 9 a 13 metros, imagine uma prancha ou tronco sobre esse espaço. Adote uma postura com as pernas afastadas na linha do quadril sobre essa prancha imaginária, com seus olhos focados no ponto inicial.

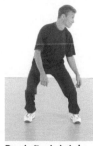
Posição inicial

1 Execute dois passos do tipo *shuffle* para a direita, saindo do ponto inicial e indo para baixo na direção da prancha imaginária.

2-3 Na conclusão do segundo *shuffle*, dê um passo e faça um movimento de pivô sem dar as costas para o ponto inicial.

Agora execute dois passos *shuffle* para a esquerda, continuando na prancha imaginária para trás e saindo do ponto inicial, mas nunca perdendo ele de vista.

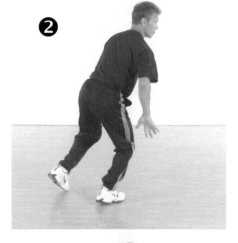

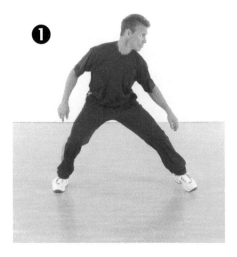

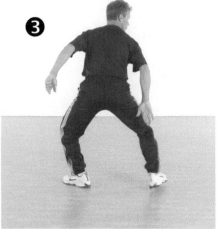

Treinamento do core

Pedestal em prono

OBJETIVO: Produzir uma base sólida e estável por todo o torso, empregar extensão de qualidade na articulação do quadril.

POSIÇÃO INICIAL: Olhando para a frente, coloque apenas os antebraços e dedos do pé sobre o solo. O seu corpo deve formar uma linha reta dos ombros até os tornozelos,

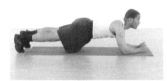
Posição inicial

1 Eleve o corpo a partir do seu quadril, não do joelho, e erga a perna esquerda o mais alto possível. Mantenha a perna alongada e a postura de pedestal.

Faça as repetições indicadas, e então realize o mesmo com a outra perna.

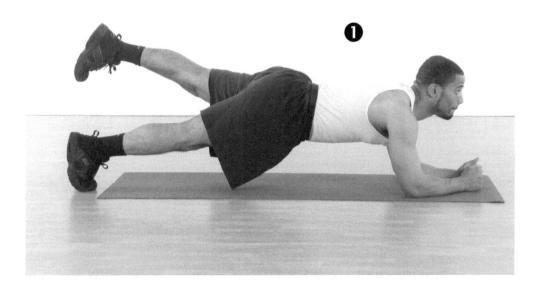

Treinamento do core

Pedestal em supino

OBJETIVO: Produzir uma base sólida e estável por todo o torso, empregar flexão de qualidade na articulação do quadril.

POSIÇÃO INICIAL: De frente para o teto, coloque apenas seus antebraços e calcanhares sobre o solo. Seu corpo deve formar uma linha reta dos ombros até os tornozelos.

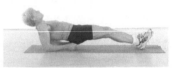

Posição inicial

1 Levantando a partir do seu quadril, não do joelho, eleve a perna esquerda o mais alto possível. Mantenha a perna estendida e a postura de pedestal.

Faça as repetições prescritas e depois faça o mesmo com a outra perna.

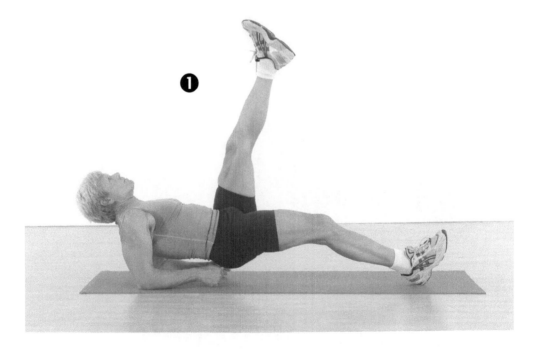

Treinamento do core

Pedestal lateral

OBJETIVO: Produzir uma base sólida e estável por todo o torso, empregar abdução de qualidade na articulação do quadril.

POSIÇÃO INICIAL: Coloque o seu antebraço esquerdo e a borda externa do pé esquerdo no solo; em seguida, empilhe os pés, quadris e ombros de modo que o seu corpo esteja completamente virado para o lado. O seu cotovelo esquerdo deve estar embaixo do ombro esquerdo e o torso deve estar em uma linha reta dos ombros aos tornozelos e do nariz até os dedos do pé.

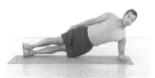

Posição inicial

1 Erga sua perna direita o mais alto possível, mantendo-a alongada e adotando uma postura de torso reto.

Faça as repetições indicadas e depois repita com o outro lado.

VARIAÇÃO
Se você precisar de um suporte adicional, pode colocar a outra mão sobre o solo.

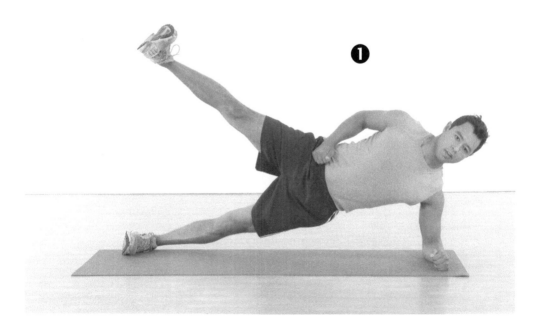

Treinamento do core

Pedestal no pescoço

OBJETIVO: Produzir uma base sólida e estável por todo o torso, fortalecer o pescoço e os ombros.

POSIÇÃO INICIAL: Fique em pé com seu corpo o mais rígido e ereto possível e mantenha seus pés e braços juntos, ao lado do corpo. O seu parceiro fica à sua esquerda e coloca as mãos em forma de concha ao redor de sua orelha esquerda.

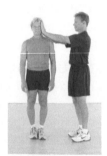
Posição inicial

1 Faça o seu parceiro dar um passo para trás, longe de você, à medida que você inclina seus tornozelos para a esquerda. Ele estará sustentando o seu peso em suas mãos. Mantenha o torso rígido, sem perder o equilíbrio ou girar.

2 O seu parceiro dará mais passos para trás, abaixando você em direção ao solo contanto que você mantenha o torso rígido e o equilíbrio.

Uma vez que você tenha atingido um ponto de desafio, o seu parceiro voltará a dar passos na sua direção, elevando suas costas até a posição inicial. Repita com o outro lado.

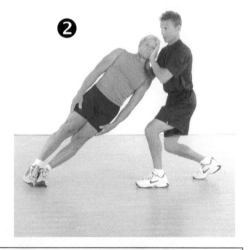

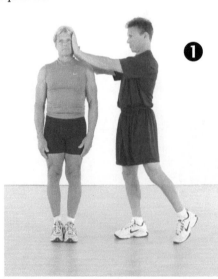

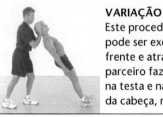

VARIAÇÃO
Este procedimento também pode ser executado na frente e atrás, com o parceiro fazendo o apoio na testa e na parte posterior da cabeça, respectivamente.

Treinamento do core

Agachamento consecutivo

OBJETIVO: Produzir uma base estável, ainda que móvel, por todo o torso, empregar flexão e extensão de qualidade nas articulações do quadril, joelho e tornozelo. Embora esta manobra possa ser feita com as suas costas contra uma parede, você desafia mais a postura e o equilíbrio trabalhando com um parceiro.

POSIÇÃO INICIAL: Fique em pé com as suas costas contra as costas do seu parceiro e entrelace seus cotovelos. Mantenha seus pés em contato total com o solo durante todo o exercício.

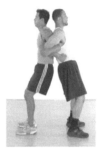
Posição inicial

1 Mantendo o contato pelas costas, flexione os joelhos e abaixe os quadris até que eles estejam abaixo do nível do joelho.

2 Pressione suas costas contra as costas do seu parceiro para estender-se de volta à posição inicial.

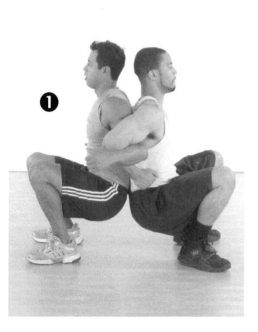
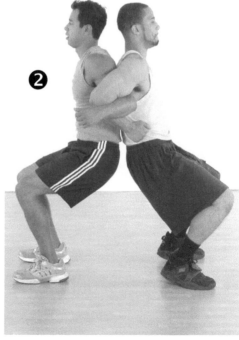

Treinamento do core

Agachamento tocando as pontas dos pés

OBJETIVO: Criar uma base estável, ainda que móvel, por todo o torso, empregar flexão e extensão de qualidade nas articulações de quadril, joelho e tornozelo. Embora isso possa ser feito agarrando-se em um corrimão ou barra, você melhora mais a sua postura e seu equilíbrio trabalhando com um parceiro.

POSIÇÃO INICIAL: Fique de frente para o seu parceiro e agarre a mão/punho direito dele com sua mão direita, e a mão/punho esquerdo com sua mão esquerda. Coloque os dedos de ambos os pés contra os do seu parceiro. Mantenha os pés em contato total com o solo e seus braços estendidos durante a totalidade do movimento.

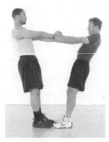

Posição inicial

1 Flexione seus joelhos e abaixe os quadris até ficarem abaixo do nível do joelho.

2 Mantenha a alavanca contra seu parceiro, estenda-se novamente à posição inicial.

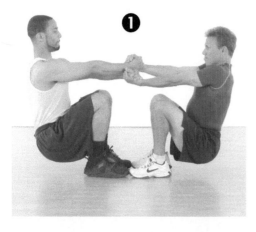

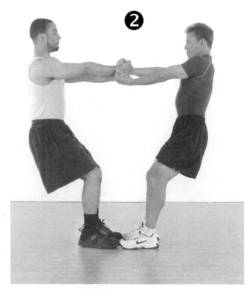

Treinamento do core

Avanço com rotação

OBJETIVO: Produzir uma base estável por todo o torso, flexionando, estendendo e girando com sucesso o corpo em coordenação com o movimento para a frente.

POSIÇÃO INICIAL: Fique em pé com seus pés separados na largura da cintura, segure uma *medicine ball* e mantenha os cotovelos nas laterais do corpo.

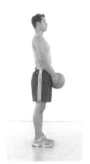

Posição inicial

1. À medida que você dá um passo à frente com o pé direito em um avanço total e com o joelho da perna de trás tocando levemente o solo, de forma alinhada com os quadris e ombros, gire para a direita. Gire os ombros com a bola.

2. Estenda-se e, sem parar no topo, coloque a perna que está atrás à frente para o avanço e gire.

Alterne os lados para as repetições prescritas.

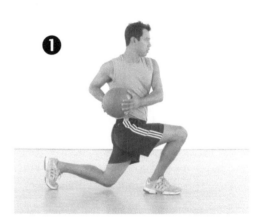

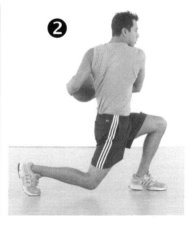

VARIAÇÃO	VARIAÇÃO COM AVANÇO PARA TRÁS
Para aumentar o desafio, estenda os braços e segure a bola bem longe do corpo durante todo o movimento de rotação.	Em vez de dar um passo à frente, dê um passo para trás com o pé direito em um avanço total, de modo que o joelho direito toque levemente o solo logo abaixo de seus quadris e ombros, e gire à esquerda. Isto desafia a flexão, extensão e rotação do corpo em coordenação com o movimento para trás.

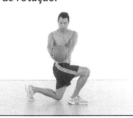

Treinamento do core

Alcançar acima da cabeça

OBJETIVO: Criar uma base estável por todo o torso, flexionar, estender e girar bem o corpo em coordenação com o movimento de passada exagerada.

POSIÇÃO INICIAL: Fique em pé com os pés separados na linha dos quadris e segure uma *medicine ball* alto acima de sua cabeça.

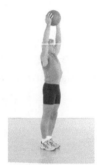

Posição inicial

1 À medida que você dá um passo à frente com o pé direito em um avanço completo, toque levemente o solo com o joelho da perna que está atrás e mantenha-a alinhada com os quadris e ombros, abaixando a bola à sua direita. Mantenha os braços estendidos.

Estenda o corpo levando a bola para cima sobre sua cabeça e, sem parar, dê um passo à frente com a perna que estava atrás para o avanço e abaixe a bola à sua esquerda.

Alterne os lados para as repetições recomendadas.

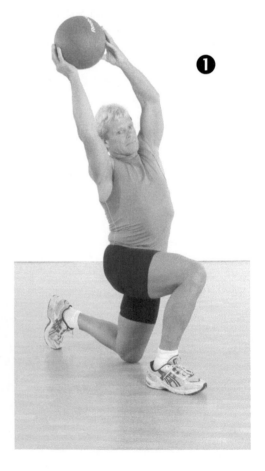

VARIAÇÃO

Em vez de simplesmente elevar e abaixar a bola, você pode também circulá-la ao redor em coordenação com seus passos: quando seu pé esquerdo for à frente, circule a bola a partir da direita, para a frente e então à sua esquerda; quando o pé direito avançar, você deve continuar circulando a bola por trás do seu corpo e então para a direita.

Treinamento do core

Caminhada de pato

OBJETIVO: Criar uma base forte e móvel por toda a extensão dos quadris e torso inferior.

POSIÇÃO INICIAL: Fique em pé com seus pés separados na linha dos quadris. Incline os joelhos e abaixe os quadris como se estivesse prestes a sentar em uma cadeira baixa. Mantenha o torso alongado e amplo e os ombros para trás.

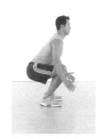

Posição inicial

1 Mantendo o tempo todo essa posição abaixada, dê um pequeno passo à frente com seu pé direito, de forma que todo o pé decole e aterrisse por completo e fique atrás do seu torso.

2 Dê um passo com o pé esquerdo, erguendo novamente todo o pé.

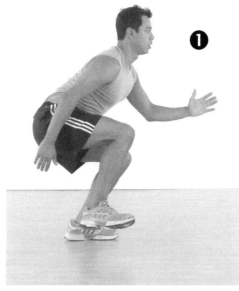

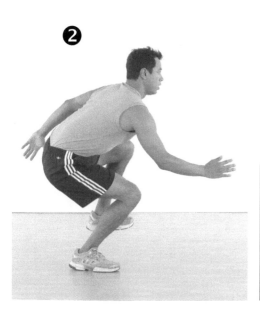

VARIAÇÃO: CAMINHADA DE PATO PARA TRÁS

Em vez de mover-se à frente, dê pequenos passos para trás. Os passos são ainda mais curtos para este estilo.

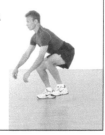

Treinamento do core

Caminhada de pato russa (cossaco)

OBJETIVO: Criar uma base forte e móvel nos quadris e torso inferior e melhorar a força e flexibilidade dos isquiotibiais.

POSIÇÃO INICIAL: Fique em pé com os pés separados na linha dos quadris. Flexione os joelhos e abaixe os quadris como se você estivesse prestes a sentar em uma cadeira baixa. Mantenha o torso alongado e amplo e os ombros para trás. Estenda seus braços à sua frente na altura dos olhos.

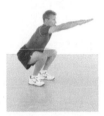

Posição inicial

1 Mantendo essa posição de agachamento durante toda a manobra, dê um passo curto à frente com o pé direito e erga-o de modo a entrar em contato com sua mão direita. O pé deve ficar no solo, alinhado com o torso.

2 Dê um passo com o pé esquerdo e erga-o de modo a entrar em contato com sua mão esquerda.

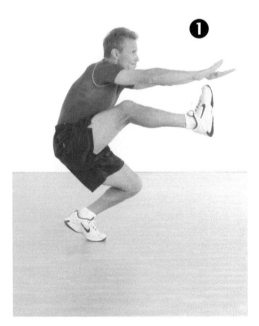

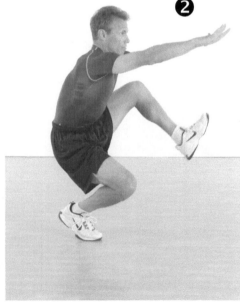

Treinamento do core

Flexões com um braço

OBJETIVO: Melhorar a estabilidade do *core* utilizando o torso superior. Melhorar a força, mobilidade e pressão dinâmica do ombro.

POSIÇÃO INICIAL: Assuma uma posição de flexão com uma mão sobre uma *medicine ball*. O seu corpo deve formar uma linha reta dos ombros até os tornozelos.

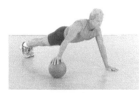

Posição inicial

1 Abaixe o tórax até o solo.

2 Mantendo a posição de pedestal, faça a pressão com os braços, assegurando a extensão completa de ambos os braços.

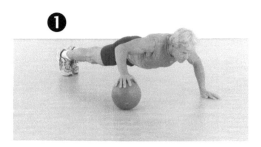

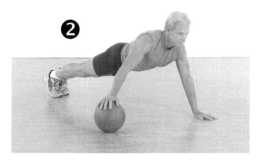

> **VARIAÇÃO**
>
> Para aumentar o desafio com um braço só, após fazer a flexão, role a bola sobre o outro braço e execute as próximas flexões. À medida que você for melhorando, deve ser capaz de acelerar até um ponto em que a bola fique entre os braços e estes rapidamente realizam as flexões.
>
>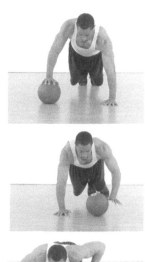
>
>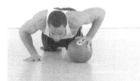

Treinamento do core

Flexões com ambos os braços

OBJETIVO: Melhorar a estabilidade do *core* utilizando o torso superior. Melhorar a força, mobilidade e pressão dinâmica do ombro.

POSIÇÃO INICIAL: Assuma uma posição de flexão de braços com ambas as mãos sobre uma *medicine ball*. O seu corpo deve formar uma linha reta dos ombros até os tornozelos.

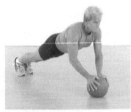

Posição inicial

1 Abaixe o tórax até a bola.

2 Mantendo a posição de pedestal, faça as flexões, assegurando-se de estender por completo ambos os braços.

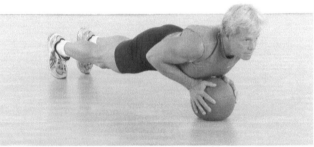

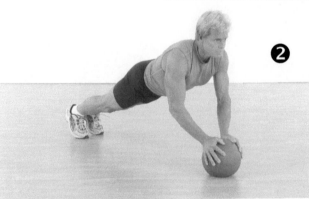

VARIAÇÃO
Para aumentar o desafio, traga os pés o mais próximo possível ou cruze um tornozelo sobre o outro.

Treinamento do core

Para cima e para baixo

OBJETIVO: Melhorar o equilíbrio e a estabilidade por meio da flexão e extensão totais do torso.

POSIÇÃO INICIAL: Fique em pé com os pés separados na linha dos quadris e com os joelhos flexionados. Segure uma *medicine ball* à sua frente com ambas as mãos. O seu parceiro fica atrás de você.

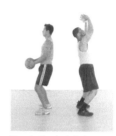

Posição inicial

1 Erga a bola diretamente sobre a cabeça e passe-a para seu parceiro.

2-3 Mantendo seus pés em contato com o solo, agache, incline-se na linha da cintura e agarre a bola por entre suas pernas.

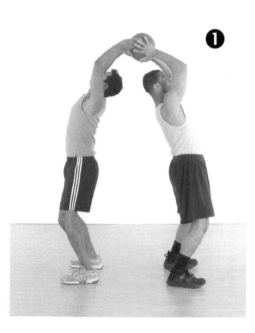

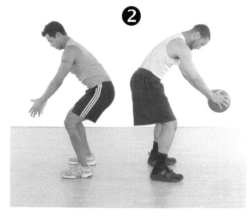

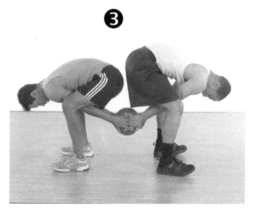

Treinamento do core

Rotação com *medicine ball*

OBJETIVO: Melhorar o equilíbrio e a estabilidade por meio da rotação do torso.

POSIÇÃO INICIAL: Fique em pé de costas para seu parceiro, com os pés separados na linha do quadril e os joelhos flexionados. Segure a *medicine ball* na sua frente com ambas as mãos.

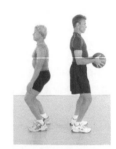

Posição inicial

1 Mantendo os joelhos flexionados e os pés em contato com o solo, gire à direita para passar a bola para seu parceiro, que está girando para o mesmo lado (sua esquerda).

2 Gire para o outro lado para receber a bola.

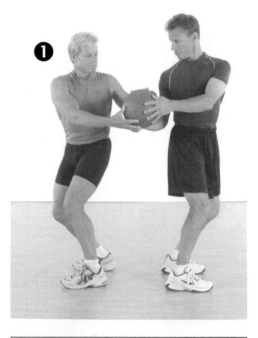

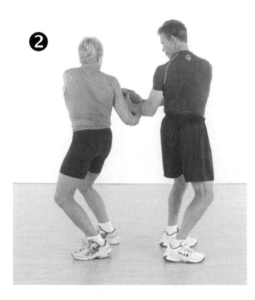

VARIAÇÃO

A fim de aumentar o desafio e obter um giro mais completo, gire para a esquerda quando o seu parceiro gira para a esquerda.

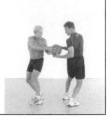

Treinamento do core

Lançamento com equilíbrio

OBJETIVO: Melhorar o equilíbrio e a estabilidade empregando as habilidades de pegar e lançar. A manobra também pode ser feita contra a parede.

POSIÇÃO INICIAL: Segure uma bola com ambas as mãos e fique de pé de frente para seu parceiro, que está virado para você. Ambos elevam o joelho esquerdo na altura do quadril, mantendo o calcanhar na frente do joelho direito e os artelhos virados para cima.

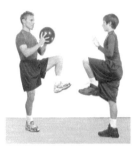

Posição inicial

1 Jogue a bola para o seu parceiro.

2 Pegue a bola quando o seu parceiro lançá-la de volta, mantendo a sua posição em uma perna só.

O seu parceiro deve arremessar a bola de volta a partir de diferentes ângulos.

Repita o número de lançamentos programado e então faça o mesmo com a outra perna.

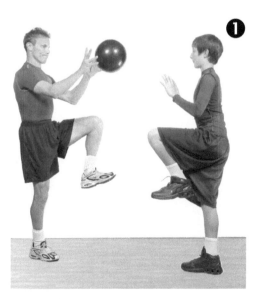

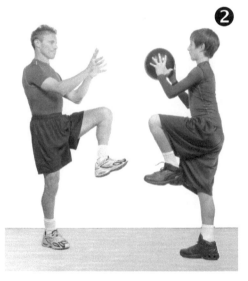

VARIAÇÃO
Tente fazer isto com um lado virado para a parede; em seguida, faça o mesmo do outro lado. Avance para lançar e pegar a partir de posições laterais e de trás.

Treinamento do core

Acrobacia para trás

OBJETIVO: Melhorar a força e a mobilidade do torso. Este exercício também pode ser feito contra um corrimão ou uma parede.

POSIÇÃO INICIAL: Fique em pé com as costas voltadas para um objeto estável e imóvel.

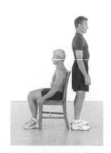

Posição inicial

1 Dê dois passos largos distanciando-se do objeto, mantenha os artelhos de ambos os pés na mesma linha e os joelhos alinhados com os artelhos, e incline-se para trás.

2 Mantendo seus pés em contato total com o solo, pressione o objeto usando as mãos, com os dedos apontando para a direção do solo.

3 "Caminhe" suas mãos para a parte mais inferior do objeto até que sua cabeça toque o solo. Mantenha as costas bem arqueadas e "caminhe" as mãos de volta, subindo até ficar na posição de pé.

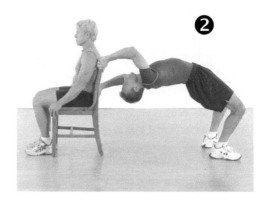

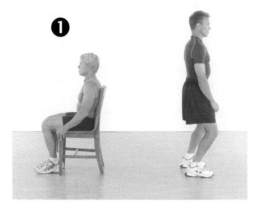

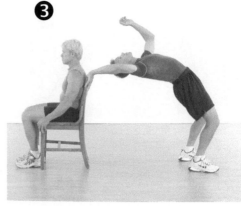

Treinamento do core

Inclinar, puxar e flexionar

OBJETIVO: Melhorar a força e a mobilidade do torso. Este exercício também pode ser feito com uma barra ou corrimão.

POSIÇÃO INICIAL: Agarre o encosto de uma cadeira estável e imóvel, que fique, aproximadamente, no nível do ombro. Leve os pés para trás até seus braços ficarem pendentes e completamente estendidos, e até os artelhos serem a única parte do corpo em contato com o solo.

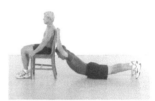

Posição inicial

1-2 A partir dessa posição pendurada, puxe o corpo para cima e depois realize força para afastar o corpo da cadeira.

Durante as primeiras tentativas, você pode sentir como se estivesse partindo-se ao meio. Logo você conseguirá fazer força suficiente para levar o corpo para a posição de pé.

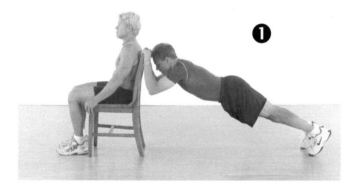

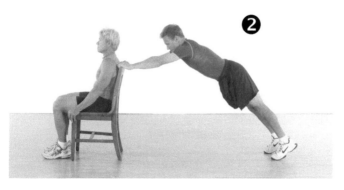

Treinamento do core

Agachamento com uma perna só

OBJETIVO: Melhorar a força e estabilidade do torso, melhorar postura, equilíbrio e mobilidade nas articulações de tornozelo, joelho e quadril, que são usadas durante todos os movimentos de agilidade.

POSIÇÃO INICIAL: Fique em pé com o joelho direito flexionado e eleve o pé para trás, em um nível acima do joelho.

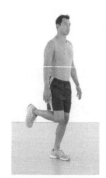

Posição inicial

1 Mantendo uma postura ereta e o pé direito em contato total com o solo, abaixe os quadris até o joelho direito tocar o chão. Cuide para o calcanhar do pé de apoio nunca sair do contato com o solo.

2 Retorne lentamente para a posição inicial.

Realize as repetições programadas e depois faça o mesmo com a outra perna.

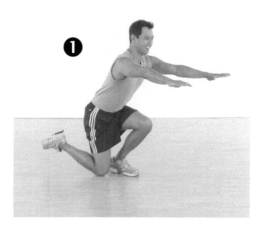

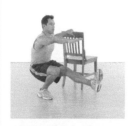
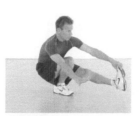
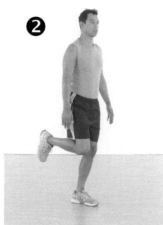

VARIAÇÃO
Comece esta manobra enquanto se apoia no encosto de uma cadeira. Esta é a progressão adequada para o sucesso técnico.

VARIAÇÃO
Assim que conquistar um bom domínio da versão livre, tente fazer este movimento flexionando o quadril em vez de o joelho.

Treinamento de força

Bom dia

OBJETIVO: Melhorar o movimento do quadril, fortalecer os músculos da região lombar e isquiotibiais para arrancar, saltar e correr rápido.

POSIÇÃO INICIAL: Fique em pé com um haltere de peso leve a moderado na parte posterior dos seus ombros. Mantenha os joelhos levemente flexionados e os pés mais próximos do que a largura do quadril.

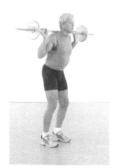

Posição inicial

1 Imagine uma mesa colocada no meio de suas coxas. Flexionando na linha dos quadris e mantendo as costas arqueadas, coloque seu tórax sobre essa mesa imaginária. O centro de gravidade deve ficar sobre o dorso ou a porção média de seus pés, de modo que estejam em contato total com o solo. A forma apropriada irá lhe permitir sentir como se pudesse saltar de qualquer posição neste movimento.

2 Retorne para a posição inicial usando os músculos da região lombar e os isquiotibiais.

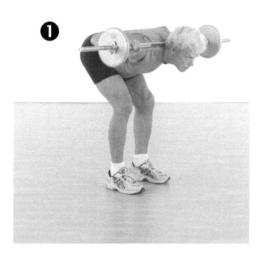

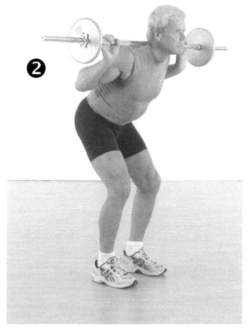

Treinamento de força

Levantamento terra com a perna firme

OBJETIVO: Melhorar o movimento do quadril, fortalecer os músculos da região lombar e os isquiotibiais para arrancar, saltar e correr rapidamente.

POSIÇÃO INICIAL: Fique em pé com os joelhos levemente flexionados e os pés mais unidos do que a largura do quadril. Segure uma barra com peso de leve a moderado no comprimento do braço na frente de suas coxas.

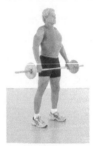

Posição inicial

1 Imagine uma mesa colocada no meio de suas coxas. Flexionando na linha dos quadris e mantendo as costas arqueadas, coloque o tórax sobre essa mesa imaginária. A barra deve ficar próxima de suas pernas e diretamente sobre os cadarços de seus tênis, e os pés em contato total com o solo. A forma apropriada irá lhe permitir sentir como se pudesse saltar de qualquer posição com este movimento.

2 Retorne à posição inicial usando os músculos da região lombar e os isquiotibiais.

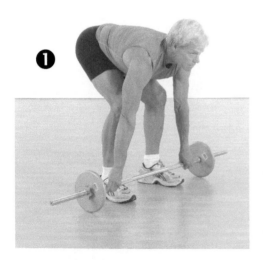

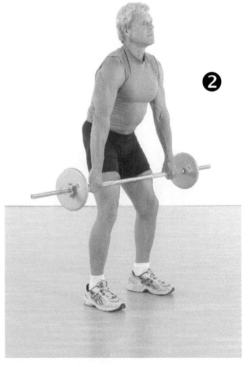

Treinamento de força

Levantamento terra russo

OBJETIVO: Melhorar a potência do torso, fortalecer a região lombar e os isquiotibiais, melhorar a passagem de flexão para extensão ao arrancar, saltar, correr rapidamente e levantar peso. Não confundir este exercício com o levantamento terra romeno.

POSIÇÃO INICIAL: Fique em pé com os joelhos levemente flexionados e os pés separados na linha do quadril. Coloque uma barra no solo, próxima às tíbias. Flexionando na linha do quadril e mantendo as costas arqueadas, agarre a barra. Mantenha-a alinhada com o dorso dos pés e deixe seus pés em pleno contato com o solo.

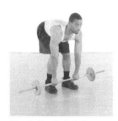

Posição inicial

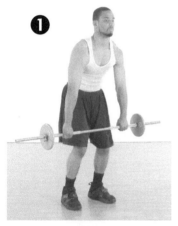

1 Mantenha os braços relaxados, os punhos à frente e os cotovelos levemente para fora de modo que a barra fique próxima de suas pernas. Estenda-se devagar até que a barra atinja a parte superior das coxas.

2 Rapidamente, deixe o seu corpo alongado e alto. Pense do seguinte modo: "ombros na orelha, quadris altos e apoio na ponta dos pés" à medida que a barra se eleva acima de uma fivela de cinto imaginária.

3 Retorne a barra para o solo devagar, com a mesma postura.

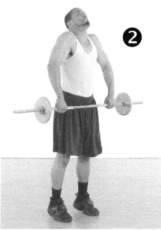

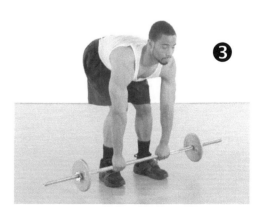

Treinamento de força

1º tempo de arremesso

OBJETIVO: Melhorar a potência do torso, fortalecer ombros, quadris e pernas. Melhorar a passagem de flexão para extensão máxima ao arrancar, saltar, correr rapidamente e levantar peso.

POSIÇÃO INICIAL: Fique ereto com os pés separados na linha do quadril, agarrando uma barra alinhada com o dorso dos pés. Mantenha o tórax amplo, as costas arqueadas e os pés completamente no solo. Agache até que seus joelhos estejam bem flexionados sobre a barra e até o peso do seu corpo ficar sobre o dorso do pé.

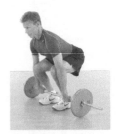

Posição inicial

1 Com os quadris e ombros se estendendo ao mesmo tempo, puxe a barra a um nível alto em suas coxas e desloque os joelhos em direção a uma posição de salto.

2-3 Rapidamente, deixe o seu corpo longo e alto, saltando sem seus artelhos saírem do solo. Eleve seus ombros até as orelhas com os cotovelos para fora. Pense do seguinte modo: "quadris elevados e altos sobre a ponta dos pés" à medida que a barra se ergue acima de uma fivela de cinto imaginária.

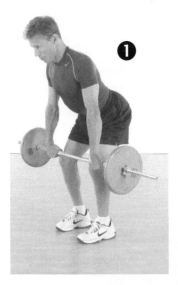

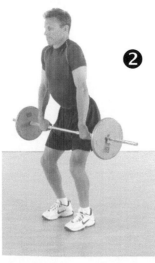

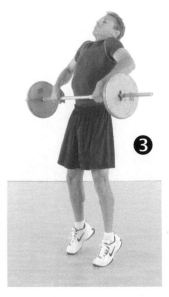

Treinamento de força

Puxada alta

OBJETIVO: Melhorar a potência do torso, fortalecer ombros, quadris e pernas, aumentar a passagem de flexão para extensão máxima ao arrancar, saltar, correr rapidamente e levantar peso.

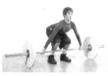
Posição inicial

POSIÇÃO INICIAL: Fique bem ereto com seu pés separados na linha dos quadris, segurando uma barra diretamente acima do dorso dos pés; mantenha as mãos bem separadas na barra para enfatizar o movimento de elevação. Mantenha o tórax amplo, as costas arqueadas e os pés completamente no solo, agache até que seus joelhos estejam flexionados sobre a barra e o peso do seu corpo esteja sobre o dorso do pé.

1 Com seus quadris e ombros estendendo ao mesmo tempo, puxe a barra para a parte superior das coxas e desloque seus joelhos à frente, em uma posição de salto.

2 Rapidamente, eleve o corpo deixando-o alongado e alto, saltando sem seus artelhos saírem do solo. Pense do seguinte modo: "ombros nas orelhas, quadris altos e apoio na ponta dos pés" à medida que a barra se ergue acima de uma fivela de cinto imaginária.

3 Após a barra ser trazida para cima dos quadris, continue a puxar os cotovelos acima dos ombros. Pense do seguinte modo: "quadris altos, cotovelos altos". Os cotovelos devem ficar sobre a barra em vez de atrás dela.

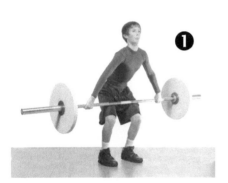

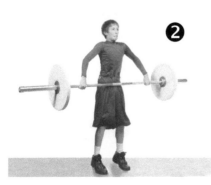

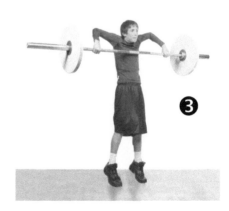

Treinamento de força

Agachamento com os braços acima da cabeça

OBJETIVO: Melhorar a força do *core*, das pernas e do torso, estabelecer postura, equilíbrio e mobilidade para todos os movimentos de agachamento.

POSIÇÃO INICIAL: Fique ereto com os pés separados na linha dos quadris, ponta dos pés para fora. Segure uma barra com o braço estendido acima da cabeça. A sua empunhadura pode ter de ser ampla para permitir a rotação do ombro.

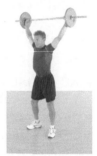

Posição inicial

1 Mantenha os cotovelos travados e alinhados com os pés, inspire para dobrar os joelhos e abaixe os quadris para trás até ficarem abaixo do nível do joelho. Mantenha seus pés planos no solo o tempo todo e as costas arqueadas para proporcionar uma melhor postura de agachamento e mobilidade.

2 Expire para retornar à posição inicial.

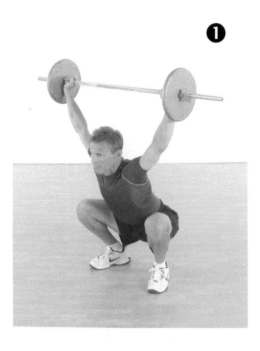

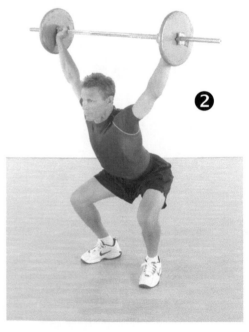

Treinamento de força

Avanço com os braços acima da cabeça

OBJETIVO: Melhorar a força do *core*, das pernas e do torso, desenvolver as áreas que são usadas em caminhadas, subidas, corridas e corridas de velocidade.

POSIÇÃO INICIAL: Fique ereto com os pés separados na largura do quadril e segure uma barra com o braço estendido acima da cabeça. A sua empunhadura pode ter de ser ampla para permitir a rotação do ombro.

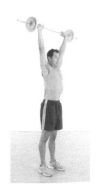

Posição inicial

1 Inspire, avance à frente com sua perna direita de modo que todo o pé esteja plano no solo e o joelho esteja flexionado sobre o dorso do pé; abaixe o joelho da perna de trás suavemente até o solo. Mantenha a barra alinhada com suas orelhas, ombros, quadril e joelho da perna de trás.

2 Expire para pressionar de volta à posição inicial sem arrastar o calcanhar da perna da frente.

Alterne os passos para o número de repetições determinado.

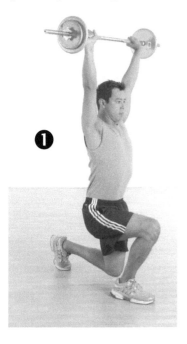
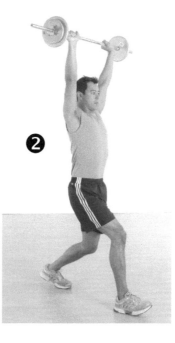

> **VARIAÇÃO**
> Em vez de levar a perna da frente de volta à posição inicial, você pode dar um passo à frente com o pé da perna de trás para a posição inicial.

Treinamento de força

Agachamento frontal

OBJETIVO: Melhorar a força do *core*, das pernas e do tronco, desafiar a postura, o equilíbrio e a mobilidade com o uso de carga maior.

POSIÇÃO INICIAL: Fique em pé com os pés separados na largura do quadril. Segure a barra com uma garra relaxada, repouse a barra na parte frontal dos seus ombros e deixe a barra reclinar-se sobre seus dedos. Mantenha os cotovelos para a frente e elevados.

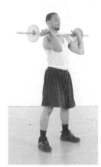

Posição inicial

1 Inspirando, flexione os joelhos e os quadris, levando os quadris para trás até que estejam abaixo do nível dos joelhos.

2 Expire para retornar à posição inicial.

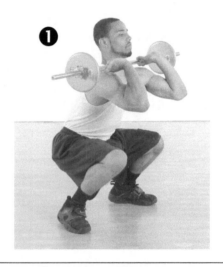

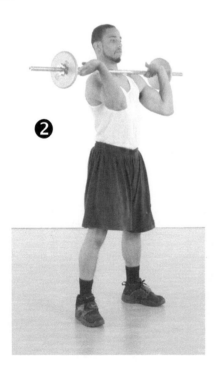

VARIAÇÃO DE AVANÇO FRONTAL

Com a barra na frente de seus ombros, você também pode se mover em um avanço.

VARIAÇÃO DE AGACHAMENTO E AVANÇO PARA TRÁS

A barra é colocada na parte posterior dos ombros. Quando estiver nessa posição, mova-se em um agachamento ou um avanço (figura).

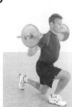

Treinamento de força

Passo para cima lento — Progressões de passo para cima

OBJETIVO: Melhorar a força do *core*, das pernas e do tronco. A natureza desse movimento em uma perna só pode fornecer trabalho de força de qualidade usando menos carga sobre os ombros e a região lombar. Isso faz parte de uma progressão de treinamento de qualidade para reabilitação e/ou treinamento de agachamento e aceleração iniciais.

POSIÇÃO INICIAL: Selecione uma plataforma que fique abaixo do nível dos joelhos e coloque seu pé direito no topo. Segure os halteres nas suas mãos ou uma barra com anilhas sobre a parte posterior dos ombros.

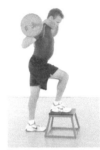

Posição inicial

1-2 Imagine um ovo cru embaixo do seu pé esquerdo. Sem "quebrar o ovo", arqueie suas costas e estenda sua perna direita de modo que você fique em pé sobre a plataforma.

Lentamente, abaixe os quadris e o calcanhar esquerdo de volta ao solo. Faça o número prescrito de repetições e depois faça o mesmo com a outra perna.

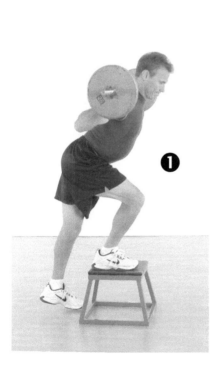

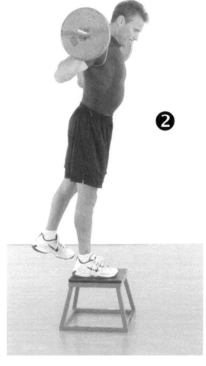

Treinamento de força

Passo para cima com impulso para fora

Progressões de passo para cima

A parte inferior da perna faz a maior parte do trabalho. Essa versão envolve uma carga consideravelmente mais pesada.

POSIÇÃO INICIAL: Coloque seu pé direito no topo de uma caixa de pliometria. Segure uma barra na parte posterior dos ombros.

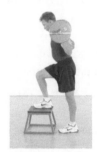

Posição inicial

1-2 Flexione sua perna esquerda e estenda-a fortemente para levar o quadril para cima em uma posição equilibrada sobre a perna direita. Abaixe a perna esquerda.

Faça o número de repetições prescritas e depois faça o mesmo com a outra perna.

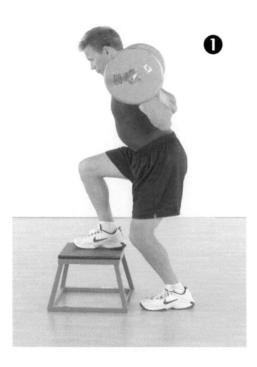

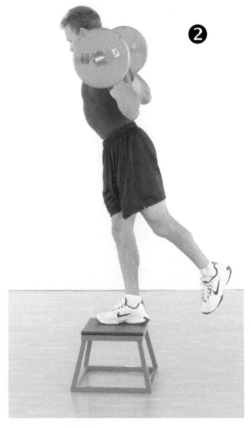

Treinamento de força

Passo para cima com movimento de joelho

Progressões de passo para cima

As duas pernas trabalham juntas para estender o quadril para cima da plataforma. A carga é moderada.

POSIÇÃO INICIAL: Segure uma barra com anilhas sobre a parte posterior dos ombros e eleve seu pé direito para subir na caixa de pliometria.

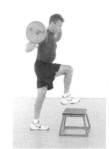

Posição inicial

1 À medida que você coloca seu pé direito sobre a plataforma, eleve seu joelho esquerdo acima do nível do quadril. Essa ação de artelhos para cima/joelho para cima deve levantar o quadril e estender a perna direita sobre os artelhos. Pense "quadris altos iniciam uma posição final de quadris mais altos".

Estenda a perna esquerda de volta ao solo. Alterne os lados conforme o número de repetições prescritas.

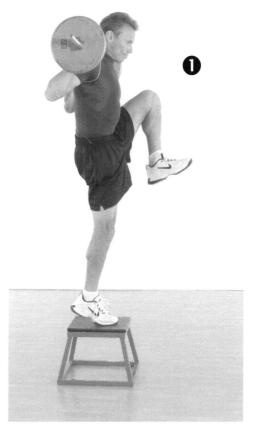

VARIAÇÃO PARA MAIOR POTÊNCIA/EXPLOSÃO

Esta versão é realizada da mesma forma explicada no exercício com movimento do joelho, porém com velocidade e impulso de forma que o pé deixe a plataforma em um pulo. Alterne as pernas neste exercício de alta qualidade até cerca de 4-6 repetições.

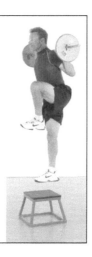

Treinamento de força

Passo para cima rápido — Progressões de passo para cima

O objetivo aqui é a extensão explosiva dos quadris, sem realizar movimento de joelho. A carga é leve.

POSIÇÃO INICIAL: Segure uma barra com anilhas na parte posterior de seus ombros e coloque seu pé direito no topo da caixa de pliometria.

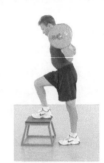

Posição inicial

1 Inicie com os dois pés, estendendo as pernas de modo a fazer um movimento de explosão no alto, em cima da plataforma.

2 Alterne as pernas no ar e aterrisse seu pé esquerdo levemente sobre a plataforma.

3 Assim que seu pé direito tocar o solo, pule da plataforma usando as duas pernas.

Alterne os lados para o número de repetições prescritas.

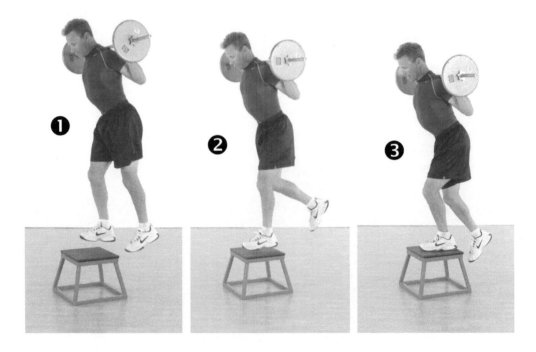

Treinamento de força

Passo para baixo

OBJETIVO: Melhorar a força, o equilíbrio e a estabilidade do *core* no tronco e nas pernas para iniciar o agachamento em uma perna só e reabilitar tornozelo, joelho e/ou quadril.

Você precisará de um copo de papel para esta manobra.

POSIÇÃO INICIAL: Coloque um copo de papel ao seu lado, à esquerda da plataforma, no nível da metade da panturrilha. Com sua perna direita, fique em pé sobre a borda da plataforma, mantendo a perna e pé esquerdos suspensos para fora ao lado.

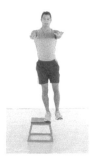

Posição inicial

1 Mantendo seu peito amplo e suas costas arqueadas, flexione seu joelho direito sobre o pé e abaixe seu pé esquerdo até a altura do copo de papel. Seu objetivo é tocar o copo sem dobrá-lo ou esmagá-lo.

2 Retorne à posição inicial.

Faça o número de repetições prescritas e depois faça o mesmo com a outra perna.

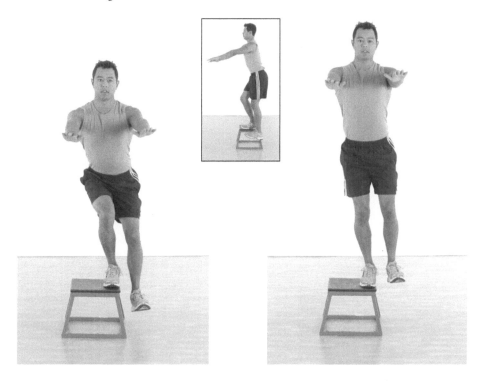

Treinamento de força

Agachamento com uma perna só (com carga)

OBJETIVO: Fortalecer as pernas sem colocar muita carga sobre os ombros e a coluna lombar.

Essa é uma manobra excelente para movimentos de aceleração final, salto e desvio.

POSIÇÃO INICIAL: Fique em pé com as costas e as duas pernas contra um banco ou plataforma que seja na altura da panturrilha. Segure uma barra com anilhas nas duas mãos ou sobre seus ombros.

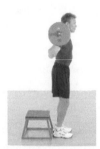

Posição inicial

1 Dê um passo moderado para a frente com seu pé direito e coloque o dorso do seu pé esquerdo sobre a plataforma. Isso é para restringir o uso da perna que está mais atrás.

2 Flexione seu joelho direito e abaixe seus quadris até seu joelho esquerdo tocar o solo. A carga deve permanecer alinhada com o joelho da sua perna de trás para assegurar a postura apropriada.

Faça o número de repetições prescritas e depois faça o mesmo com a outra perna.

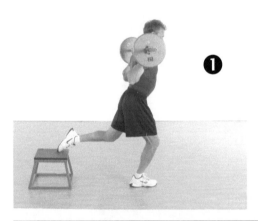

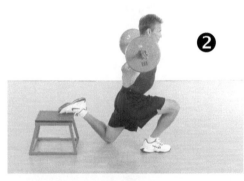

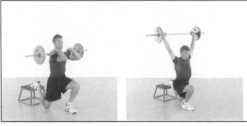

VARIAÇÃO

Para aumentar o desafio para sua postura e estabilidade, mantenha a barra com anilhas na frente dos ombros e depois mantenha-a acima da cabeça durante toda a sequência de agachamento.

Treinamento de força

Pressão acima da cabeça

OBJETIVO: Fortalecer a parte superior do tronco, melhorar a estabilidade e a mobilidade nos ombros.

Essa combinação de uma pressão atrás do pescoço e *military press* é uma excelente introdução para todas as progressões de empurrar em pé.

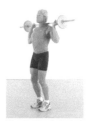

Posição inicial

POSIÇÃO INICIAL: Fique em pé com os pés afastados na largura dos quadris e os joelhos levemente flexionados, segurando uma barra com anilhas na parte posterior dos ombros. Mantenha o peito amplo e os quadris para trás durante todo o exercício.

1 Mantendo seus cotovelos abaixo da barra, estenda seus braços para cima até os cotovelos travarem.

2 Abaixe a barra na frente dos ombros e repita o movimento. Continue alternando abaixar a barra sobre os ombros na frente e atrás da cabeça. Independentemente da posição inicial, seus braços devem sempre travar atrás das orelhas na posição final.

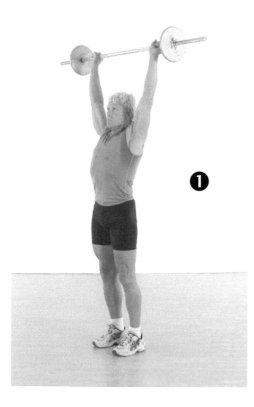

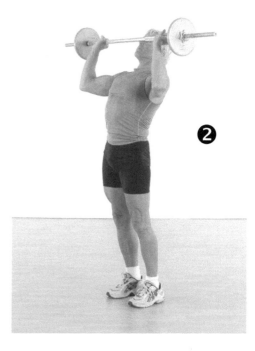

Treinamento de força

Empurrar com pressão

OBJETIVO: Fortalecer o tronco, melhorar as técnicas de empurrar com potência conforme usado em esportes de combate tipo luta livre, futebol americano, basquete, *rugby*, hóquei e artes marciais.

POSIÇÃO INICIAL: Fique em pé com os pés afastados na largura dos quadris e os joelhos levemente flexionados, segurando uma barra com anilhas sobre seus ombros. Mantenha seus cotovelos para a frente e elevados.

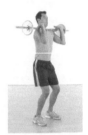
Posição inicial

1 Flexionando os joelhos levemente para deixar seus quadris abaixarem, empurre suas pernas para mover a barra acima dos seus ombros.

2 À medida que suas pernas ficam quase completamente estendidas, levante de forma vigorosa a barra até seus braços travarem. Nessa fase de "movimento", os calcanhares podem deixar o solo momentaneamente, mas não os artelhos.

3 Faça força para fora para terminar.

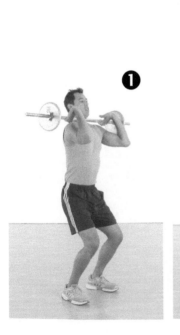
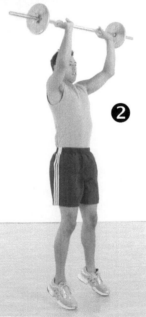
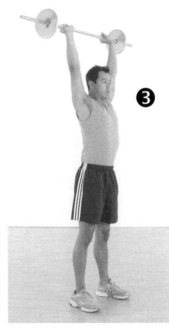

Treinamento de força

Empurrar em dois tempos

OBJETIVO: Fortalecer o tronco, aumentar a velocidade de reação nas técnicas de empurrar conforme usado em esportes de combate que utilizam salto, empurrão e arremesso.

POSIÇÃO INICIAL: Fique em pé com os pés afastados na largura dos quadris e os joelhos levemente flexionados, mantendo uma barra com anilhas sobre seus ombros. Mantenha seu peito amplo e os quadris um pouco flexionados durante todo o exercício.

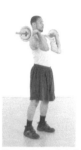

Posição inicial

1 Flexione levemente seus joelhos e quadris, depois rapidamente empurre com as pernas para mover a barra para cima e para fora dos ombros.

2 À medida que suas pernas e quadris ficam quase completamente estendidos, com os pés sem tocar o solo, empurre-se vigorosamente sob a barra e logo após trave seus braços. Seu corpo é "impulsionado" em uma posição de flexão abaixo da barra.

3 Aterrisse com os dois joelhos flexionados e os pés planos sobre o solo, seus braços travados atrás das orelhas. Levante a barra até uma posição de braços estendidos e estabilize o peso acima da cabeça.

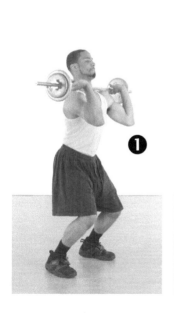
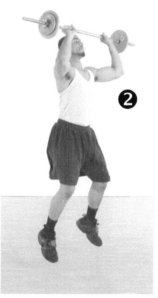
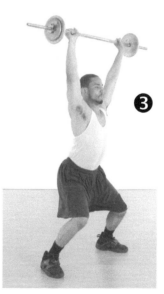

Treinamento de força

Separar em dois tempos

OBJETIVO: Fortalecer o tronco, aumentar a velocidade do pé e da perna para movimentos de flexão usados em esportes de combate que utilizam salto, empurrão e arremesso.

POSIÇÃO INICIAL: Fique em pé com os pés afastados na largura dos quadris e os joelhos levemente flexionados, segurando uma barra na frente ou atrás dos ombros. Mantenha seu peito amplo e os quadris um pouco flexionados durante todo o exercício.

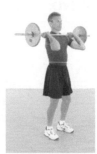

Posição inicial

1 Flexionando os joelhos levemente, abaixe seus quadris, e, fazendo força com suas pernas, mova a barra para cima longe dos ombros.

2 Mova seus pés para fora do solo estendendo rapidamente suas pernas e quadris.

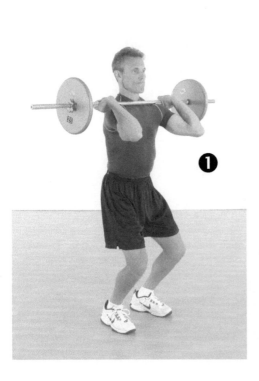

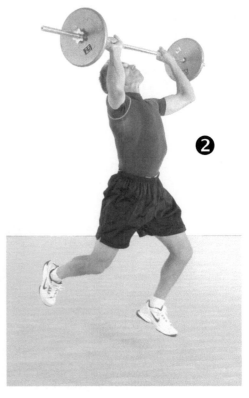

Treinamento de força

Separar em dois tempos

3 Empurre vigorosamente a barra para cima até seus braços travarem, movendo seu corpo abaixo da barra, separando uma perna para a frente e a outra para trás.

4 Retorne à posição inicial colocando seu pé esquerdo próximo ao pé direito.

Alterne as pernas.

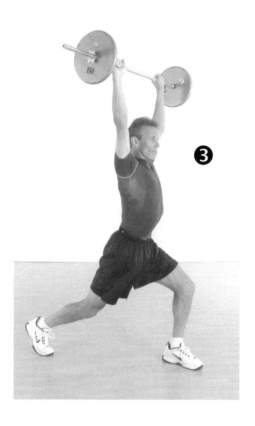

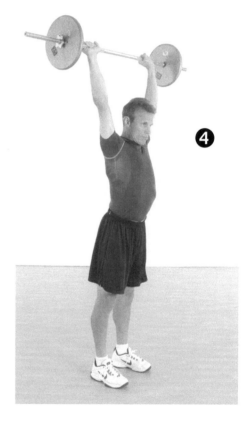

Treinamento de potência

Arranque

OBJETIVO: Melhorar a força inicial e a potência global, melhorar a coordenação ao iniciar, saltar, arremessar, chutar, remar, nadar, mergulhar e correr.

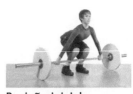

Posição inicial

Cuidado: Para melhores resultados, esse levantamento de estilo olímpico deve ser feito com uma barra olímpica. Outras barras podem ser usadas, mas as barras sem revestimento que escorrega criam problemas de técnica e de desempenho. Independentemente de idade, nível de condicionamento e experiência de treinamento de peso, sempre preste muita atenção ao alinhamento e à postura.

POSIÇÃO INICIAL: Com seus pés afastados na largura dos quadris e a barra com pesos logo acima dos cadarços de seus tênis, agache-se e agarre a barra de modo que seus punhos, joelhos e ombros estejam na frente da barra. Mantenha suas mãos afastadas sobre a barra para enfatizar o movimento de encolher os ombros. O peso de seu corpo deve estar equilibrado sobre os dorsos de seus pés.

1 Inicie lentamente puxando a barra, seus quadris e ombros elevando-se juntos à medida que a barra é elevada acima das canelas passando pelos joelhos.

2 O movimento de puxar acelera-se à medida que você desloca seus joelhos para a frente, encolhe os ombros e faz um movimento de "colher" com a barra fora de seus quadris. Salte e termine o movimento de puxar encolhendo os ombros e trazendo os cotovelos para o alto e acima da barra.

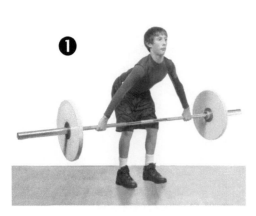

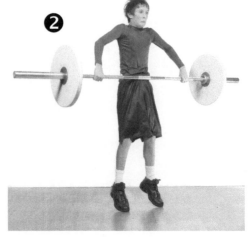

Treinamento de potência

Arranque

3-4 Puxe seu corpo para baixo da barra, aterrissando com os pés em contato total com o chão, apontando levemente para fora, e trave seus cotovelos.

Para retornar à posição inicial, abaixe a barra até o tórax, depois gire seus cotovelos para trás para liberar a barra até o solo.

> **VARIAÇÕES**
>
> Você também pode tentar isso colocando a barra com anilhas sobre blocos que posicionam a barra logo acima ou abaixo dos seus joelhos. Essas variações ajudam na potência inicial das diferentes posições de puxar.
>
> O *arranque de potência* é puxar bem o suficiente para não ter de agachar completamente a fim de agarrar a barra; em geral, a carga será mais leve do que aquela usada com o arranque total. Eventualmente, a carga progressiva deve ditar que a técnica de "terminar o movimento de puxar" requer pegar a barra com força, mas em posições cada vez mais baixas de agachamento. Uma outra variação útil para os velocistas é o *arranque dividido (aterrissagem)*.

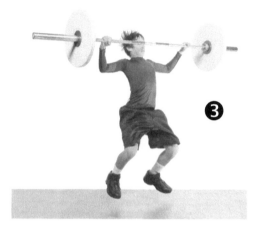

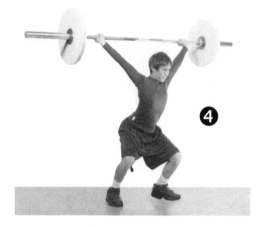

Treinamento de potência

Clean (1º tempo de arremesso)

OBJETIVO: Melhorar a força inicial e a potência global, melhorar a coordenação ao iniciar, saltar, arremessar, chutar, remar, nadar, mergulhar e correr.

Cuidado: Para melhores resultados, esse levantamento de estilo olímpico deve ser feito com uma barra olímpica. Outras barras podem ser usadas, mas as barras sem revestimento que escorrega criam problemas de técnica e de desempenho. Independentemente de idade, nível de condicionamento e experiência de treinamento de peso, sempre preste muita atenção ao alinhamento e à postura.

Posição inicial

POSIÇÃO INICIAL: Com seus pés afastados na largura dos quadris e a barra com pesos diretamente acima dos cadarços de seus tênis, agache-se e agarre a barra de modo que seus punhos, joelhos e ombros estejam na frente da barra. O peso do seu corpo deve estar equilibrado sobre os dorsos de seus pés.

1 Inicie puxando lentamente a barra, seus quadris e ombros elevando-se juntos à medida que a barra sobe acima das canelas, passando pelos joelhos.

2 O movimento de puxar acelera à medida que você desloca seus joelhos para a frente, encolhe seus ombros e faz um movimento de "colher" com a barra acima de sua coxa.

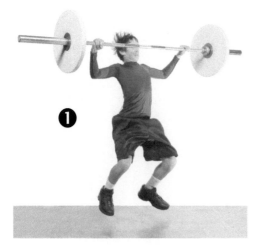

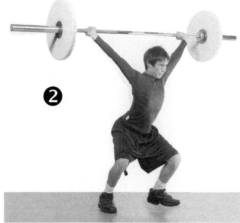

Treinamento de potência

Clean (1º tempo de arremesso)

3 Salte e termine o movimento de puxar encolhendo os ombros e trazendo seus cotovelos para cima e sobre a barra.

4 Relaxe sua garra e puxe seu corpo para baixo da barra, aterrissando com os pés totalmente no solo, apontando levemente para fora. Mova seus cotovelos para cima e repouse a barra sobre seus ombros.

Traga seus cotovelos para trás e abaixe a barra suavemente abaixo de sua cintura antes de levá-la até o solo.

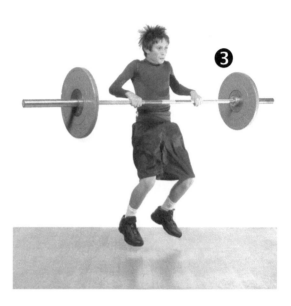

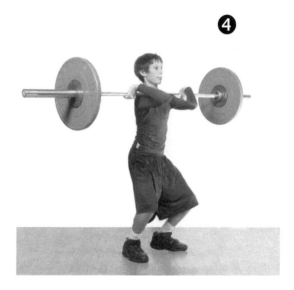

> **VARIAÇÕES**
>
> Você também pode tentar isso colocando a barra sobre blocos que posicionam a barra logo acima ou abaixo de seus joelhos. Essas variações ajudam na potência inicial de diferentes posições de puxar.
>
> O *clean de potência* é puxar bem o suficiente para não ter de se agachar completamente a fim de pegar a barra; em geral, a carga será mais leve do que aquela usada com o agachamento total. Eventualmente, a carga progressiva deve ditar que a técnica de "terminar a puxada" requer pegar a barra com força, mas em posições cada vez mais baixas de agachamento.

Treinamento de potência

Clean & jerk (1º e 2º tempos de arremesso)

OBJETIVO: Melhorar a força e a potência global, melhorar a coordenação ao iniciar, saltar, arremessar, remar, nadar, mergulhar e correr.

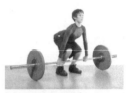

Posição inicial

Cuidado: Para melhores resultados, esse levantamento de estilo olímpico deve ser feito com uma barra olímpica. Outras barras podem ser usadas, mas as barras sem revestimento que escorrega criam problemas de técnica e de desempenho. Independentemente de idade, nível de condicionamento e experiência de treinamento de peso, sempre preste muita atenção ao alinhamento e à postura.

POSIÇÃO INICIAL: Com seus pés afastados na largura dos quadris e a barra com pesos diretamente acima dos cadarços de seus tênis, agache-se e agarre a barra de modo que seus punhos, joelhos e ombros estejam na frente da barra. O peso do seu corpo deve estar equilibrado sobre os dorsos de seus pés.

1 Faça o 1º tempo de arremesso (ver p. 118) com a barra com anilhas na frente de seus ombros.

2 Faça uma pausa e respire fundo. Reinicie a garra. Abaixe-se de forma ereta flexionando seus joelhos e mantendo seus ombros diretamente acima de seus quadris.

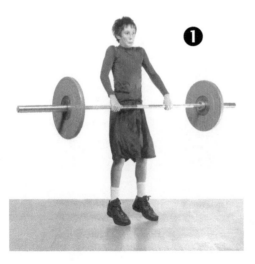

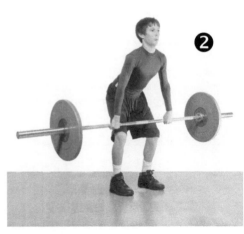

Treinamento de potência

Clean & jerk (1º e 2º tempos de arremesso)

3-4 Mova-se para cima e impulsione seu corpo abaixo da barra com uma posição de apoio dividida ou em ângulo reto (empurrar em dois tempos) para travar a barra acima de suas orelhas.

Dê um passo para trás em uma posição em pé total, em seguida abaixe a barra até seus ombros e depois até o solo.

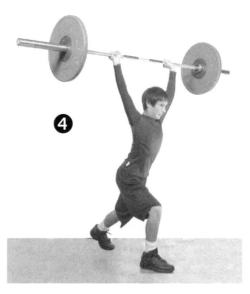

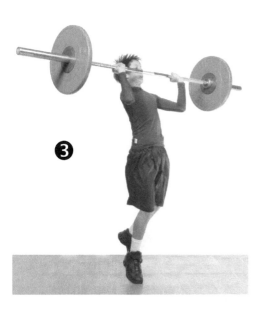

> **VARIAÇÕES**
>
> Você pode combinar os movimentos fazendo um *clean* e um *jerk* para duas repetições, ou dificultar os movimentos fazendo dois *cleans* seguidos por dois *jerks*.

Treinamento de potência

Agachamento com salto (com carga)

OBJETIVO: Melhorar a força inicial e a potência total, melhorar a produção de força para iniciar, saltar e correr.

Isso também pode ser feito usando uma barra com pesos.

POSIÇÃO INICIAL: Fique em pé com seus pés afastados na largura dos quadris, segurando um saco de areia de 13,6 a 22,6 kg confortavelmente sobre seus ombros.

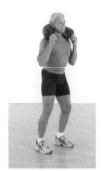

Posição inicial

1 Com boa postura e controle, flexione os joelhos e os quadris, abaixando-se até o nível dos joelhos.

2 Na base do agachamento, estique suas pernas e mova seus quadris para cima o mais rápido e mais potente possível. Isso deve fazer seus pés se elevarem para fora do solo.

3 Aterrisse com os pés em contato total como se você fosse saltar imediatamente, depois retorne à posição inicial.

Essa é uma manobra de resposta única, portanto, reinicie entre cada repetição.

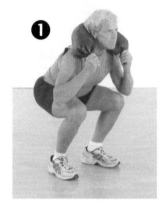

VARIAÇÃO

Uma progressão emprega uma carga mais pesada sobre o tronco (ombros ou quadris). Uma vez que você está quase acima de 30% de seu peso corporal com a carga, elimine a aterrissagem com ela. Ao saltar e alcançar a altura máxima de salto, libere o peso e aterrisse separado dele.

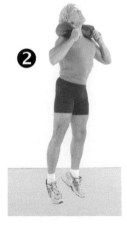
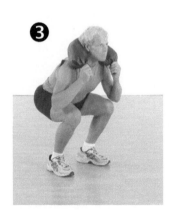

Treinamento de potência

Pogo   Pliometria

OBJETIVO: Melhorar a mecânica do pé e do tornozelo e aperfeiçoar a aterrissagem em qualquer atividade de velocidade e de salto.

Este é o exercício inicial no ensino e aprendizado de salto.

POSIÇÃO INICIAL: Fique em pé com os pés afastados na largura dos quadris, os joelhos levemente flexionados e os cotovelos para trás.

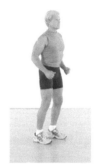

Posição inicial

1 Salte com ambos os pés e impulsione seus polegares para cima até eles ficarem no nível dos olhos (conhecido como bloqueio com os braços); estenda suas pernas para projetar seus quadris o mais alto possível no ar.

À medida que você aterrissa, certifique-se de travar seus tornozelos de modo que seus artelhos apontem para cima. Flexione levemente seus joelhos e eleve seus quadris e braços, assegurando que a metade frontal do pé tenha contato para saltos rápidos, elásticos.

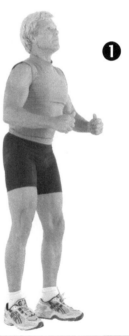

Treinamento de potência

Agachamento com salto   Pliometria

OBJETIVO: Melhorar a postura de arrancada e de aterrissagem, desenvolver potência nas pernas e nos quadris.

Progride de saltos simples para saltos múltiplos com pausa e, por fim, para saltos múltiplos sem pausa.

POSIÇÃO INICIAL: Fique em pé confortavelmente, com seus pés afastados na largura dos quadris, e coloque suas mãos atrás da cabeça (isso irá assegurar uma postura apropriada para arrancadas e aterrissagens).

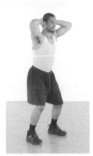

Posição inicial

1-2 Flexione-se para uma posição agachada e, em seguida, dê um impulso para cima o mais alto possível, estendendo seus quadris, joelhos e tornozelos até o comprimento máximo.

3 Aterrisse sobre os dois pés com seus tornozelos travados e joelhos flexionados, preparados para saltar novamente.

VARIAÇÃO

À medida que você melhora, tente este exercício bloqueando com seus braços (impulsionando seus polegares para cima até eles ficarem no nível dos olhos).

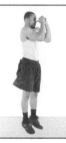

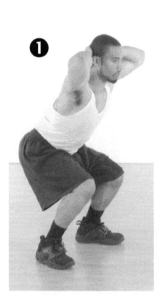
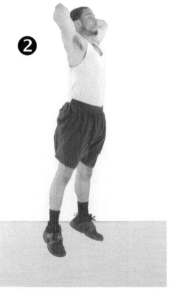
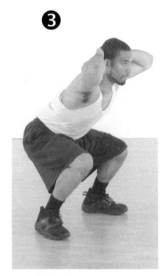

Treinamento de potência

Deslizar chutando com as duas pernas — Pliometria

OBJETIVO: Melhorar a transferência de força e a flexão de quadril – fatores importantes na melhora da aceleração.

Progride de saltos simples para saltos múltiplos com pausa e, por fim, para saltos múltiplos sem pausa.

POSIÇÃO INICIAL: Fique em pé confortavelmente, com seus pés afastados na largura dos quadris.

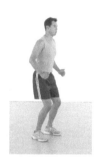

Posição inicial

1. Flexione-se até ficar agachado e depois imediatamente dê um impulso para cima. Quando seus quadris estiverem o mais alto possível, mova os joelhos para o alto na direção do peito e depois leve seus calcanhares para cima até as nádegas, como se suas costas estivessem contra uma parede. Seus joelhos irão se elevar à medida que você mantém a postura e posição vertical, bloqueando com os braços (impulsionando seus polegares para cima até eles ficarem no nível dos olhos).

2. Aterrisse sobre os dois pés com seus tornozelos travados, os joelhos flexionados e seus cotovelos para trás, preparado para saltar novamente.

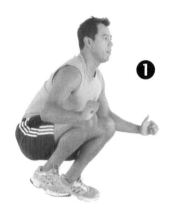

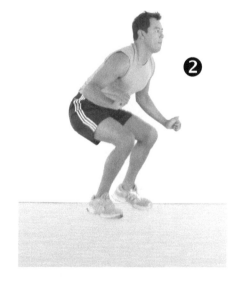

Treinamento de potência

Salto com os joelhos flexionados — Pliometria

OBJETIVO: Melhorar a transferência de força e a flexão de quadril — fatores importantes na melhora da aceleração e do salto em esportes como vôlei, basquete, mergulho e atletismo.

Progride de saltos simples para saltos múltiplos com pausa e, por fim, para saltos múltiplos sem pausa.

POSIÇÃO INICIAL: Fique em pé confortavelmente, com seus pés afastados na largura dos quadris, e estenda seus braços com as palmas para baixo, na sua frente, na altura do peito.

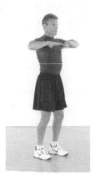

Posição inicial

1-2 Abaixe-se até uma posição agachada e, em seguida, dê um impulso para cima. Quando os quadris estiverem o mais alto possível, mova os joelhos para cima na direção do peito e tente tocá-los nas suas palmas.

Aterrisse sobre os dois pés com os tornozelos bloqueados e os joelhos flexionados, preparado para saltar novamente. Minimize o tempo de contato com o solo.

> **VARIAÇÃO**
> À medida que você melhora, tente este exercício bloqueando com seus braços (impulsionando seus polegares para cima até eles ficarem no nível dos olhos).
>
>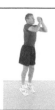

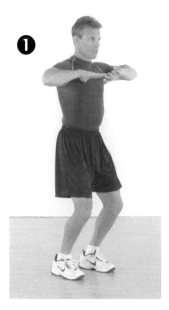

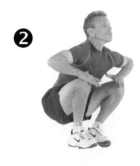

Treinamento de potência

Salto separado — Pliometria

OBJETIVO: Desenvolver potência de passo largo para corrida e esqui *cross-country*.

Este exercício é similar à porção "dividida" do *jerk* (2º tempo de arremesso).

POSIÇÃO INICIAL: Fique em pé com a perna esquerda para a frente, mantendo o joelho da frente sobre o dorso do seu pé esquerdo e o joelho de trás flexionado e alinhado com seus quadris e ombros.

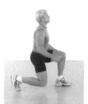
Posição inicial

1 Salte o mais alto e ereto possível, bloqueando com seus braços para alcançar maior altura.

2 Aterrisse na posição com as pernas separadas, flexionando levemente os joelhos para absorver o impacto.

Repita e depois faça o mesmo com a outra perna. Isso pode ser realizado no modo de resposta única e depois progredir para modo de resposta múltipla.

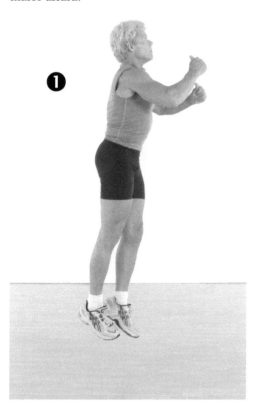

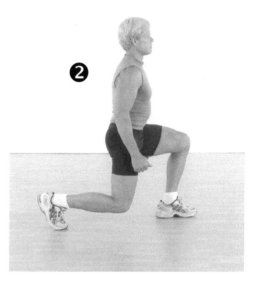

Treinamento de potência

Salto tesoura Pliometria

OBJETIVO: Fortalecer os músculos da parte inferior do corpo e do tronco, enfatizar a velocidade de contração dos músculos da perna.

Atingir altura vertical e velocidade de perna máximas são fatores principais nesse exercício. Essa manobra é especialmente boa para todos os atletas de corrida e de salto.

POSIÇÃO INICIAL: Fique em pé com sua perna esquerda na frente, mantendo o joelho da frente alinhado com o dorso de seu pé esquerdo e o joelho de trás flexionado e alinhado com os quadris e os ombros.

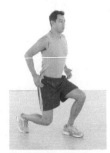

Posição inicial

1 Salte o mais alto e ereto possível, bloqueando com seus braços para atingir uma maior altura e pedalando rapidamente as pernas de modo que sua perna direita agora fique na frente.

2 Aterrisse com a perna direita na frente, na posição com as pernas afastadas, flexionando levemente os joelhos para absorver o impacto.

Repita colocando a outra perna para a frente. Este exercício de resposta múltipla deve sempre ser realizado fora do solo o mais rápido possível.

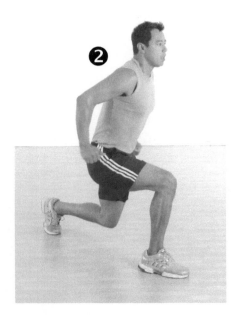

Treinamento de potência

Salto em profundidade — Pliometria

OBJETIVO: Intensificar a reatividade elástica e melhorar as largadas nas atividades de corrida e de salto usando uma metodologia de "choque".

O salto em profundidade é um exercício de "método de choque" e entra na fase final da série de treinamento. Portanto, a progressão para esta manobra é uma etapa fundamental, assim como a progressão dentro deste exercício; desse modo, você deve iniciar descendo ou "caindo" para fora de uma superfície de salto na altura do joelho. O elemento importante é não iniciar um ritmo de aterrissagem. Isso é para evocar a surpresa de aterrissar e, subsequentemente, saltar em uma execução mais favorável possível. Isso se aplica a todos os esportes porque emprega força das pernas, velocidade e rapidez.

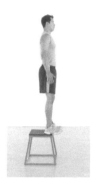

Posição inicial

POSIÇÃO INICIAL: Fique em pé com os pés afastados na largura dos quadris sobre uma plataforma da altura do joelho, com as metades frontais de seus pés para fora da borda.

1 Desça da plataforma e prepare-se para contato com o solo flexionando os joelhos, mantendo seus cotovelos para trás e os tornozelos travados.

2 No momento em que seus pés tocam o solo, salte imediatamente o mais alto possível. Você também pode saltar em distância. É na aterrissagem, não depois, que o salto é iniciado.

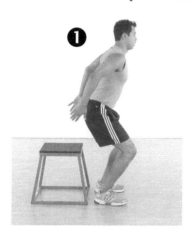

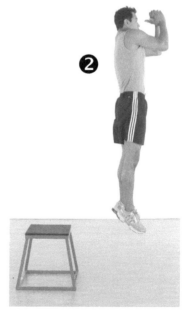

Treinamento de potência

Deslocamento alternado — Pliometria

OBJETIVO: Enfatizar a mecânica apropriada do pé e do tornozelo, os ângulos positivos das canelas e a projeção do quadril – habilidades importantes para a corrida eficiente e a mudança de direção nos esportes de campo, quadra e atletismo.

Esta é uma introdução de salto de baixo impacto.

POSIÇÃO INICIAL: Fique em pé com os pés afastados na largura do quadril e seu pé esquerdo para a frente, os joelhos levemente flexionados e os quadris altos e para a frente.

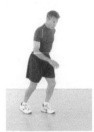

Posição inicial

1 Salte com as duas pernas, mova seu joelho direito para a frente, empurrando seus quadris para fora e para cima. A ação da parte superior do corpo é igual à da corrida.

2-3 Aterrisse sobre os dois pés com seus tornozelos travados em uma posição de "artelhos para cima" e mova-se para a frente com seu joelho esquerdo.

Continue essa aterrissagem simultânea de ambos os pés e alternando as pernas para a frente.

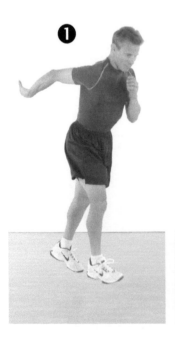
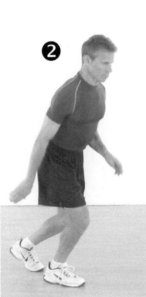
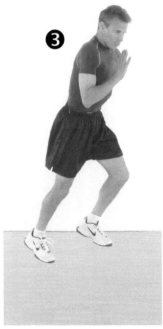

Treinamento de potência

Galope   Pliometria

OBJETIVO: Promover boa projeção de quadril e o arranque da perna de trás, enfatizar a mecânica da perna principal e "garra" adequada, ou mecânica do ciclo da perna.

Esta é uma boa atividade rítmica para progressões de salto em distância e reabilitação de lesões de joelho e de tornozelo.

POSIÇÃO INICIAL: Fique em pé com os pés afastados na largura do quadril e sua perna esquerda à frente.

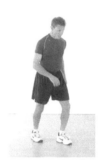

Posição inicial

1-2 Arranque com o pé direito, mantendo seu tornozelo travado para enfatizar uma aterrissagem de recuo com carga e salte. Aterrisse sobre a perna esquerda, mantendo-a na dianteira. Fique ereto e mantenha seus quadris altos com uma recuperação cíclica da perna dianteira.

3-4 Continue esse ritmo direita-esquerda-direita-esquerda sem cruzar as pernas. Imagine uma barreira entre suas pernas para evitar que elas se cruzem.

Troque a mecânica da perna após uma série completa de repetições.

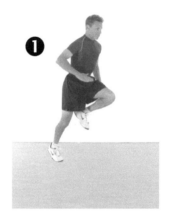

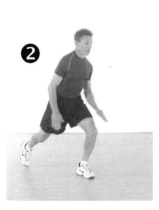

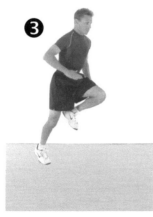

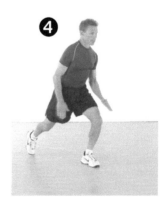

Treinamento de potência

Pulo   Pliometria

OBJETIVO: Trabalhar os músculos para passos largos a fim de reforçar a mecânica de corrida e de salto com movimento de joelho e extensão de quadril.

Todo pulo é executado por meio de um padrão de salto com um passo.

POSIÇÃO INICIAL: Fique em pé com os pés afastados na largura dos quadris, os joelhos levemente flexionados e os quadris altos e para a frente.

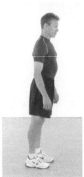

Posição inicial

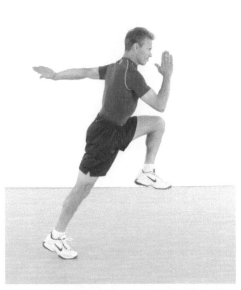

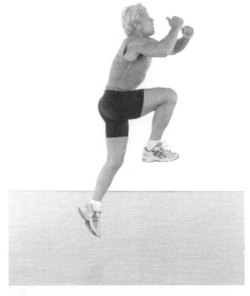

Pulo rápido: É realizado mantendo contato próximo com o solo e reduzindo o tempo no ar. Com um ritmo mais rápido possível, mova o artelho de sua perna dianteira para cima e o joelho para a frente e para cima enquanto mantém seu calcanhar para cima, abaixo de seus quadris. Faça movimentos alternados com os braços (corrida).

Pulo de potência: Obtenha o máximo de altura possível após cada passo, movendo sua perna de trás para fora. Mova o joelho para cima de modo firme e rápido para ajudar a transferir a força a partir da perna de apoio. Bloqueie ambos os braços para maior altura e tempo de suspensão.

Treinamento de potência

Movimento brusco do tornozelo — Pliometria

OBJETIVO: Aperfeiçoar a mecânica de aterrissagem, a projeção do quadril para a frente e a extensão de quadril e de joelho necessárias para melhorar a aceleração em esportes de arrancada e de parada.

Esta manobra ajuda a progredir para o salto de uma perna para a outra.

POSIÇÃO INICIAL: Fique em pé com os pés afastados na largura dos quadris e sua perna esquerda para a frente.

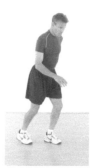

Posição inicial

1 Empurre seus quadris para a frente e para fora a partir de seu pé e perna esquerdos. A perna direita move-se para a frente em extensão máxima de quadril e movimenta-se.

2-3 Aterrisse com um ângulo da canela para a frente sobre o pé direito e estenda rapidamente a partir dessa posição de modo que o quadril permaneça em uma posição para a frente. Essa sequência direita-esquerda-direita-esquerda é essencialmente saltar (p. 134) sem qual-quer movimento de joelho.

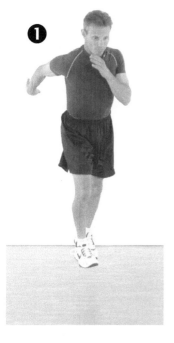
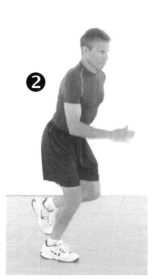
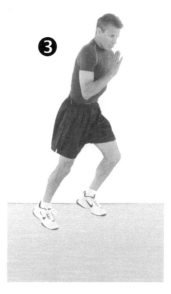

Treinamento de potência

Salto em distância horizontal — Pliometria

OBJETIVO: Desenvolver força de explosão e potência de perna e quadril e intensificar aceleração, corridas e saltos.

POSIÇÃO INICIAL: Fique em pé com os pés afastados na largura dos quadris e a perna esquerda para a frente.

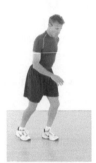

Posição inicial

1 Salte com a perna de trás, movendo o joelho para a frente e para cima em uma tentativa de obter o máximo de altura e distância possível. Utilize os braços como você faria na corrida normal, ou faça uma ação de bloqueio dos dois braços.

2-3 Aterrisse e mova sua perna direita. Mantenha seu tornozelo travado em dorsiflexão e o calcanhar para cima e para a frente na perna em movimento para projeção favorável do quadril.

4 Mova seu joelho esquerdo para o próximo salto a fim de alcançar distância máxima com a menor quantidade de tempo no solo.

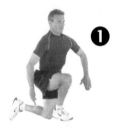

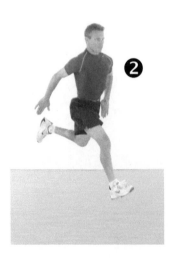

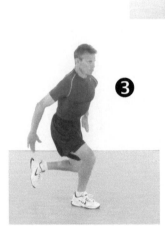

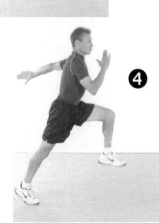

Treinamento de potência

Salto lateral — Pliometria

OBJETIVO: Enfatizar o uso dos músculos da coxa e da virilha para desenvolver a capacidade de desvio com potência e de mudar de direção lateralmente em todos os esportes de campo e de quadra, *skate*, esqui nórdico e artes marciais.

POSIÇÃO INICIAL: Posicionado perpendicularmente a um destino que está do seu lado direito, fique em pé com os pés afastados na largura dos quadris e os quadris e joelhos flexionados em um agachamento parcial.

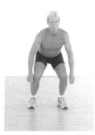

Posição inicial

1. Levante a perna direita e salte com sua perna esquerda, movendo seu joelho direito para a direita a fim de alcançar maior distância.

2. Seu pé direito irá aterrissar primeiro, e o pé esquerdo em seguida para equilibrar a aterrissagem.

Comece com respostas únicas, depois progrida para respostas múltiplas de um lado para o outro rápidas.

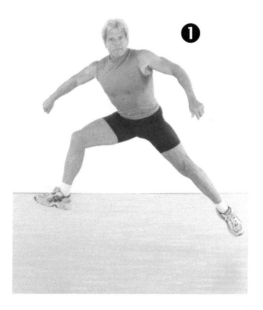

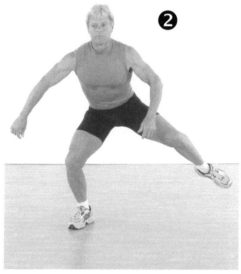

Treinamento de potência

Salto em distância horizontal — Pliometria

OBJETIVO: Intensificar as aterrissagens elásticas e a postura *top-speed* (alta).

Uma introdução para os saltos com uma perna só em postura alta adequada.

POSIÇÃO INICIAL: Fique em pé com seus joelhos levemente flexionados na frente de uma série de 3-5 obstáculos ou cones afastados com um espaço de cerca de 1m.

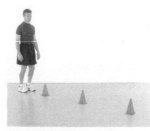

Posição inicial

1-2 Faça um movimento contrário com seus joelhos, quadris e braços. Depois salte, estendendo seus quadris para cima o mais alto possível. Gire ambos os artelhos, joelhos e calcanhares para cima e sobre o obstáculo. Mantenha sua postura e a posição vertical, com os braços bloqueados.

Hops de resposta única: Salte sobre cada cone, ultrapasse cada aterrissagem com contato total do pé, pause e depois reinicie.

Hops de resposta múltipla com pausa: Na aterrissagem, pause por um breve momento, depois realize o próximo *hop* sem ajustar novamente o corpo. Progrida para respostas múltiplas elásticas.

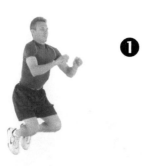
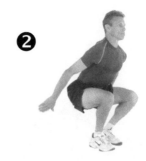
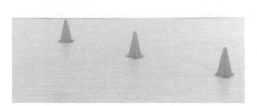
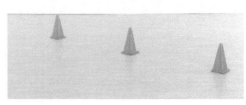

Treinamento de potência

Saltos laterais Pliometria

OBJETIVO: Melhorar a mudança de direção lateral dinâmica.

Útil para trabalho de agilidade e como um teste para mudança de direção lateral.

POSIÇÃO INICIAL: Com seus joelhos levemente flexionados, fique em pé diretamente para o lado dos dois cones afastados por um espaço de 0,5 a 1,5 m.

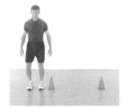

Posição inicial

1-2 Salte para os lados, pulando sobre ambos os cones e levando seus joelhos e artelhos para cima.

3-4 Com tempo de contato mínimo, salte de volta sobre os cones.

Continue essa sequência para a frente e para trás, bloqueando os braços para ajudar no levantamento e na postura.

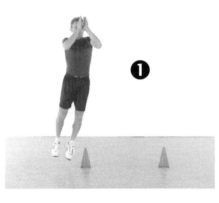

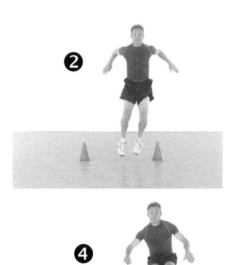

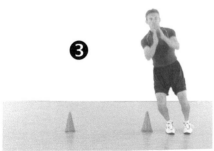

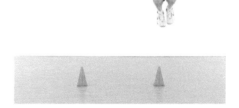

Treinamento de potência

Pogo em uma perna só — Pliometria

OBJETIVO: Aprimorar a mecânica de aterrissagem e de salto, do tornozelo até o quadril.

O exercício inicial com uma perna só ajuda a treinar e/ou reabilitar a corrida e o salto em uma perna. Nos estágios iniciais, esse exercício é mais bem realizado com os pés descalços.

POSIÇÃO INICIAL: Fique em pé com seu joelho esquerdo flexionado acima do nível do quadril e o calcanhar na frente de seu joelho direito. Certifique-se de que seu tornozelo esteja levantado e travado com os artelhos para cima.

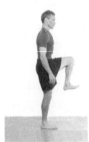
Posição inicial

1-2 Flexione e depois estenda sua perna direita para saltar para cima e para a frente, bloqueando seus braços.

3 Aterrisse completamente sobre seu pé direito, com sua canela e o peso sobre o dorso de seu pé. Cada aterrissagem e salto deve ser sentido nos glúteos, e não ao redor do joelho (o que indicaria aterrissagem excessiva sobre os artelhos).

Repita e depois troque os lados.

VARIAÇÃO

Você também pode tentar aterrissar sobre alvos (placas, pontos) para auxiliar aterrissagens estabilizadas com todo o pé.

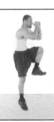

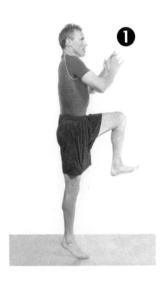
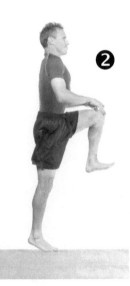
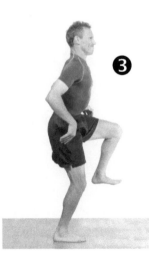

Treinamento de potência

Salto com chute de uma perna só **Pliometria**

OBJETIVO: Determinar a capacidade de tratar a postura, o equilíbrio, a estabilidade e a mobilidade do trabalho em uma perna só.

Isso tem valor primordial para todas as atividades de salto em uma perna só e de corrida.

POSIÇÃO INICIAL: Fique em pé com o joelho esquerdo flexionado acima do nível do quadril e o calcanhar na frente de seu joelho direito.

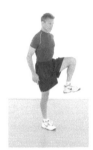

Posição inicial

1 Flexione seu joelho direito levemente e depois salte para cima, levando seu calcanhar direito para cima e na direção das nádegas. Imagine ficar com suas costas contra uma parede para enfatizar que o calcanhar só deve se movimentar para cima, e não para trás. Mantenha a postura e a posição vertical bloqueando os braços.

2 Aterrisse com todo o pé no solo e o tornozelo travado. Realize todas as repetições com uma perna e depois faça o mesmo com a outra perna.

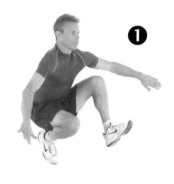

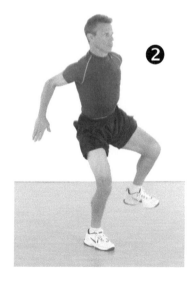

Treinamento de potência

Saltos com uma perna só

OBJETIVO: Reproduzir as posições corporais de velocidade.

Esta é definitivamente uma manobra importante para melhorar a potência da velocidade. Ela pode ser usada como uma ferramenta de avaliação para velocidade e potência. Deve-se começar com pequenas barreiras ou cones.

POSIÇÃO INICIAL: De frente para uma série de 3 a 5 barreiras ou cones, fique em pé com seu joelho esquerdo flexionado acima do nível do quadril e o calcanhar na frente do joelho direito.

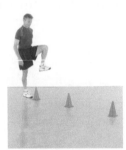

Posição inicial

1-3 Faça um movimento contrário com seus joelhos, quadris e braços. Em seguida, decole estendendo seus quadris para cima o mais alto possível. Faça um ciclo com os artelhos, o joelho e o calcanhar para cima e sobre a barreira. Mantenha sua postura e posição ereta bloqueando seus braços.

Faça primeiro *respostas simples*. Quando você estiver pronto para *respostas múltiplas*, tente manter a posição de perna oscilante alta e combine-a com a perna que está saltando. A ênfase é sobre os quadris elevados durante as aterrissagens e decolagens e circulando o calcanhar para cima e sobre a barreira ou cone (aproximadamente a mesma altura do joelho oposto).

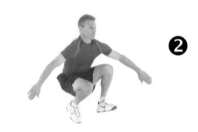

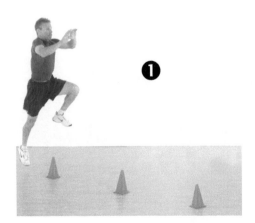

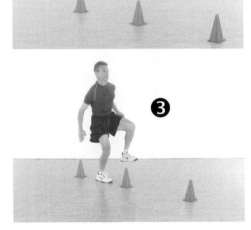

Treinamento de potência

Pulos diagonais

OBJETIVO: Aplicar a potência do salto com uma perna só para mudança de direções diagonais.

O exercício é útil para qualquer um que precise realizar mudanças de direções em um campo ou quadra (futebol americano, *rugby*, hóquei, futebol, basquete, etc.).

POSIÇÃO INICIAL: De frente para uma série de pequenos cones ou barreiras alinhados a sua frente, fique em pé com o pé esquerdo no lado esquerdo do primeiro cone. Flexione o joelho direito acima do nível do quadril, mantendo o calcanhar na frente do seu joelho esquerdo.

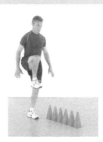

Posição inicial

1 Impulsione com sua perna esquerda e dê um pulo para cima e para a frente de modo diagonal para o outro lado da linha de cones.

2-3 Aterrisse com o pé em contato total e imediatamente pule de volta sobre o lado original das barreiras.

Continue pulando de modo diagonal para a frente e seguindo a linha de cones.

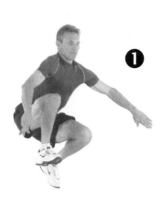
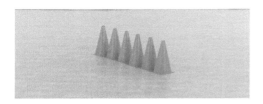
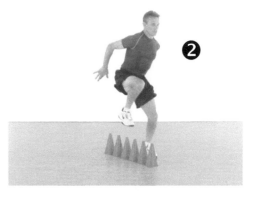
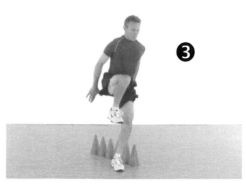

Treinamento de potência

Pulos laterais

OBJETIVO: Aplicar a potência do salto com uma perna só para as mudanças de direção laterais.

O exercício é útil para qualquer um que realize mudanças de direção de potência em um campo ou quadra (futebol americano, *rugby*, hóquei, futebol, esportes com raquete, basquete, etc.).

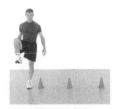

Posição inicial

POSIÇÃO INICIAL: Fique em pé com seu pé esquerdo próximo a uma série de pequenos cones ou barreiras alinhados à sua esquerda. Flexione o joelho direito acima do nível do quadril, mantendo o calcanhar na frente do joelho esquerdo.

1 Impulsione com sua perna esquerda e pule sobre o cone para a esquerda.

2-3 Aterrisse com o pé em contato total com o chão e continue pulando sobre cada cone para a esquerda, com o mínimo tempo de contato.

Faça uma pausa no final. Reinicie antes de começar a pular com a perna esquerda de volta para a direita e, em seguida, repita o exercício com a outra perna.

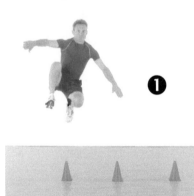

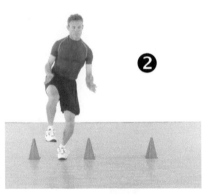

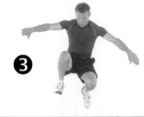

VARIAÇÃO

A partir do mais alto nível de complexidade e intensidade para as atividades pliométricas rítmicas, tente saltar com uma só perna para a frente e para trás em uma série de cones, sem pausar ou reiniciar. Pule com a perna esquerda para baixo e para trás uma vez, ou por várias séries, e repita então com a perna direita.

Treinamento de potência

Lançamento em forma de pá

OBJETIVO: Melhorar a extensão do quadril e tronco.

Este exercício é extremamente útil para qualquer um que saia de posições iniciais agachadas (velocistas, atacantes do futebol americano/*rugby*, lutadores).

POSIÇÃO INICIAL: Com uma bola de 2 a 6 kg, ajoelhe-se com a bola colocada no solo diretamente na frente de seus joelhos. Mantenha o tórax para fora, os quadris elevados e as costas arqueadas, com os ombros posicionados na frente da bola.

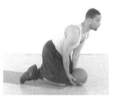

Posição inicial

1. Com os braços alongados e relaxados, lance a bola do solo em uma linha o mais longe e rápido possível, com um rápido impulso dos quadris e estendendo seu tronco. Enfatize a extensão total dos quadris e a ação do ombro, não a ação do braço.

2. Aterrisse em uma posição de flexão de braços.

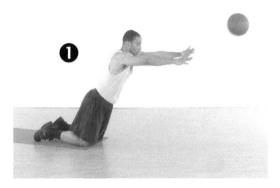

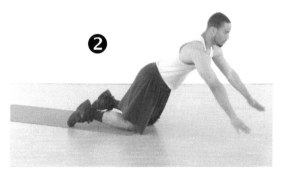

Treinamento de potência

Lançamento em forma de colher

OBJETIVO: Desenvolver a força inicial e a potência global, melhorar a coordenação em iniciar, saltar, arremessar, chutar, remar, nadar, mergulhar e correr rápido.

Este exercício é similar ao 1º tempo de arremesso e ao levantamento de peso, com a capacidade de liberar o implemento.

POSIÇÃO INICIAL: Fique em pé com seus pés levemente mais largos do que a linha do quadril, separados em uma posição de semiagachamento. Com seus braços estendidos, segure uma bola no solo entre suas pernas.

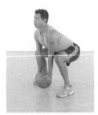

Posição inicial

1 Suba, mantenha a bola próxima do seu corpo deixando seus cotovelos espalharem-se...

2 ... então lance a bola para cima de modo que tanto a bola como o corpo atinjam alturas máximas no ar.

Deixe a bola cair no solo e reinicie o movimento.

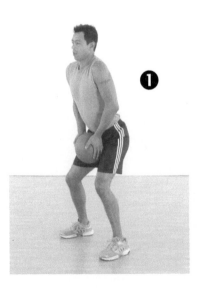
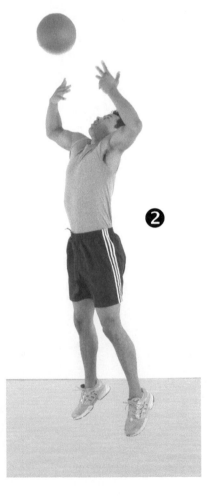

Treinamento de potência

Lançamento com giro

OBJETIVO: Trabalhar os músculos do tronco envolvidos com a rotação do corpo. É um exercício indicado para treinamento de arremesso e oscilação (beisebol, *softball*, tênis, hóquei, etc.).

Também pode ser feito com um parceiro.

POSIÇÃO INICIAL: Fique em pé com uma parede a sua direita. Com seus pés mais abertos do que a linha dos quadris e com os joelhos levemente flexionados, segure uma *medicine ball* de 4,8 a 6 kg contra seu corpo na linha da cintura.

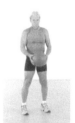
Posição inicial

1. Gire rapidamente o seu tronco para a esquerda.

2. Gire abruptamente de volta para a direita, lançando a bola com movimento de explosão contra a parede. Concentre-se em uma ação de giro rápida, de reação, usando seus quadris e ombros.

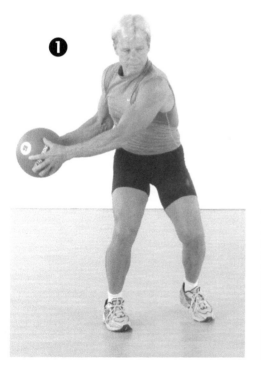

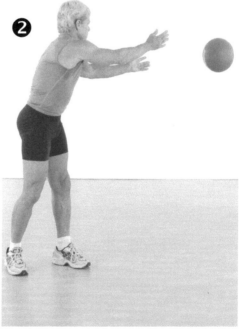

Treinamento de potência

Arremesso em forma de colher

OBJETIVO: Melhorar a extensão do quadril, a mobilidade do tronco e o prolongamento.

Esta progressão do arremesso em forma de colher permite que a bola percorra uma maior distância atrás do corpo.

POSIÇÃO INICIAL: De frente para uma parede, com uma boa distância desta, fique em pé em uma posição semiagachada com seus pés mais largos do que a linha dos quadris. Com seus braços estendidos, segure uma bola abaixo da linha da cintura.

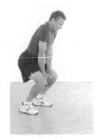

Posição inicial

1-2 Com um movimento contrário inicial para baixo, segure a bola em forma de colher e arremesse-a para cima e para trás, sobre e por trás de sua cabeça, tentando elevar o seu corpo e a bola por uma distância máxima. A distância para trás é a ênfase primária.

Pegue a bola e repita o movimento.

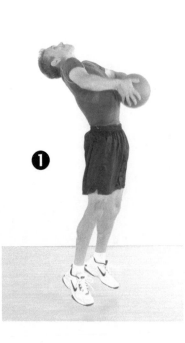
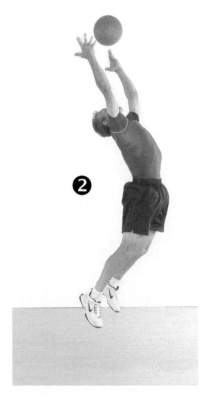

Treinamento de potência

Arremesso diagonal

OBJETIVO: Melhorar os movimentos coordenados de flexão, extensão e rotação.

Esta progressão do lançamento em forma de colher e arremesso envolve mais rotação, o que é muito útil para golfe, atletismo, ginástica e artes marciais.

POSIÇÃO INICIAL: Coloque a bola no chão do lado externo do seu pé direito. Incline-se na linha da cintura e dos joelhos e agarre a bola com ambas as mãos.

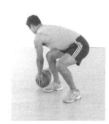
Posição inicial

1 Erga a bola em forma de colher e sobre o seu ombro esquerdo, elevando seu corpo e a bola para uma distância máxima.

Pegue a bola e repita o movimento. Em seguida, troque de lado, colocando a bola do lado externo do seu pé esquer-do e arremessando-a sobre o seu ombro direito.

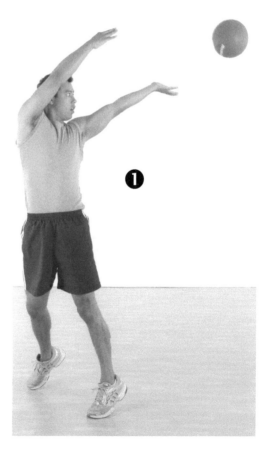

Treinamento de potência

Arremesso para a frente ajoelhado

OBJETIVO: Melhorar a produção de potência com o movimento de arremesso acima da cabeça, como empregado no beisebol, *softball*, futebol americano, futebol e arremesso de dardo.

Este exercício também pode ser feito com um parceiro.

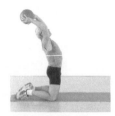

Posição inicial

POSIÇÃO INICIAL: De frente para uma parede, ajoelhe-se com seus tornozelos relaxados e os artelhos para trás. Mantenha o seu tronco elevado e quadris firmes à frente, segure uma bola de 1 a 4 kg acima e atrás da sua cabeça, mantendo seus braços relaxados e cotovelos levemente flexionados.

1 Arremesse a bola contra a parede impulsionando seus quadris à frente, seguido por uma ação de chicote do seu tronco para dar prosseguimento com seus ombros, cotovelos e punhos.

2 Incline-se na linha dos seus quadris à medida que eles vão para trás para concluir o arremesso.

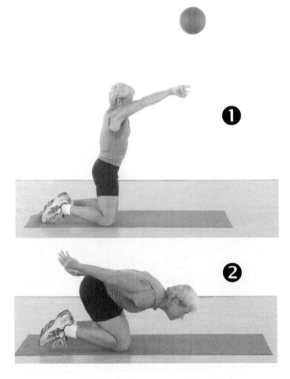

Treinamento de potência

Arremesso para a frente de pé

OBJETIVO: Melhorar a produção geral de potência com o movimento de arremesso acima da cabeça, como empregado no beisebol, *softball*, futebol americano, futebol e arremesso de dardo.

Este exercício também pode ser feito com um parceiro.

POSIÇÃO INICIAL: De frente para uma parede, fique em pé com seus pés um pouco mais para dentro do que a linha dos quadris. Segure uma bola de 1 a 4 kg acima e atrás de sua cabeça, mantendo seus braços relaxados e cotovelos levemente flexionados.

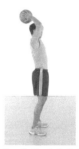

Posição inicial

1-2 Realize um passe em linha reta em direção à parede, flexionando seus joelhos, fazendo um movimento de chicote no seu tronco e finalizando dos ombros para os dedos, com força o suficiente para se tornar aéreo. Os seus quadris irão para trás para concluir o movimento.

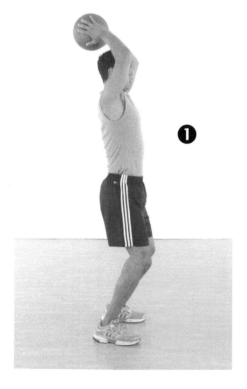

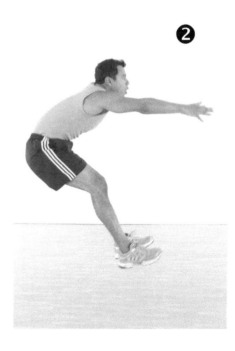

Treinamento de potência

Arremesso com um passo para a frente — Pliometria

OBJETIVO: Melhorar a produção geral de potência com o movimento de arremesso acima da cabeça, como empregado no beisebol, *softball*, futebol americano, futebol e arremesso de dardo.

Este exercício também pode ser feito com um parceiro.

POSIÇÃO INICIAL: Fique em pé perpendicular a uma parede, com seus pés separados e alinhados com o quadril. Segure uma bola de 1 a 4 kg acima e atrás de sua cabeça, mantendo seus braços relaxados e cotovelos levemente flexionados.

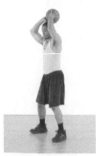

Posição inicial

1 Dê um passo à frente na direção da parede com seu pé esquerdo (se você for destro).

2 Lance imediatamente a bola com o impulso dos seus quadris e chicoteie o tronco enquanto impulsiona com o pé que está atrás, finalizando o movimento dos ombros até os dedos.

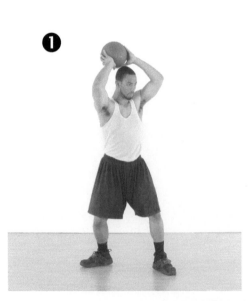
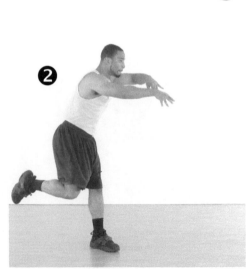

Treinamento de potência

Apoio na parede — Pliometria

OBJETIVO: Enfatizar os ângulos de flexão máxima e treinar o *timing*.

Esta á uma introdução às manobras de flexão de grande impacto.

POSIÇÃO INICIAL: Fique em pé a uma distância de um passo grande de uma parede e mantenha seus braços levemente estendidos a sua frente.

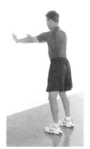

Posição inicial

1 Incline a parte superior do corpo e apoie-se na parede, sustentando-se por meio da flexão dos cotovelos e colocando suas mãos e dedos apontando para cima, sobre a parede.

2 Dê impulso imediatamente para retornar à posição inicial.

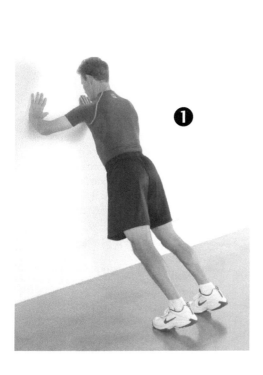

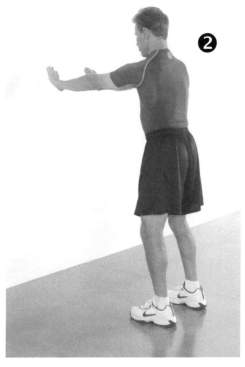

Treinamento de potência

Apoio com queda — Pliometria

OBJETIVO: Melhorar a potência e elasticidade do tronco superior necessárias nos esportes de combate, raquete, bastão e remo.

POSIÇÃO INICIAL: Assuma uma posição de flexão colocando suas mãos em plataformas separadas, com seus braços estendidos. O seu corpo deve formar uma linha reta do topo de sua cabeça até os calcanhares. Mantenha a postura durante todo o exercício.

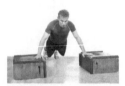
Posição inicial

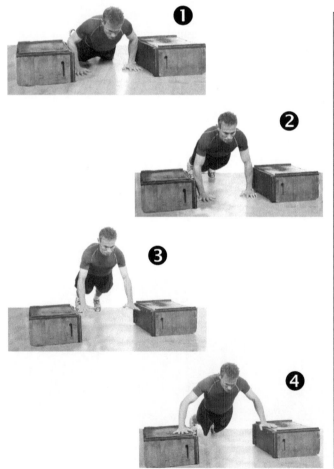

VARIAÇÃO 1
Comece saindo das plataformas elevadas e apoiando-se apenas com uma postura mantida, liberando o peso nos cotovelos.

VARIAÇÃO 2
A próxima progressão é para realizar séries de uma queda das plataformas e, ao tocar o solo, realizar uma flexão completa enquanto estiver em contato com o solo.

VARIAÇÃO 3
Isso é seguido por uma queda e uma flexão de explosão que resulta no tronco e braços sendo estendidos por completo fora do solo antes de apoiar-se novamente no chão.

VARIAÇÃO 4
A progressão final é cair e flexionar com explosão o tronco e os braços de volta e apoiados na plataforma com o menor tempo de contato com o solo.

Treinamento de potência

Passe de peito ajoelhado Pliometria

OBJETIVO: Aperfeiçoar a extensão do quadril e tronco, útil para sair de uma posição inicial agachada (velocistas, atacantes no futebol americano/*rugby*, lutadores).

Este exercício também pode ser feito com um parceiro.

POSIÇÃO INICIAL: De frente para uma parede, ajoelhe-se com uma bola de 2 a 6 kg, que deve ser mantida embaixo do tórax com os cotovelos para dentro. Mantenha o tórax projetado, os quadris elevados e as costas arqueadas, com os ombros posicionados na frente da bola.

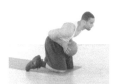

Posição inicial

1 Mantendo os cotovelos próximos às costelas, jogue a bola em uma linha reta à frente com os quadris e ombros, estendendo o corpo a partir dos joelhos.

2 Aterrisse em uma posição de flexão e imediatamente retome a posição inicial, pronto para pegar o rebote.

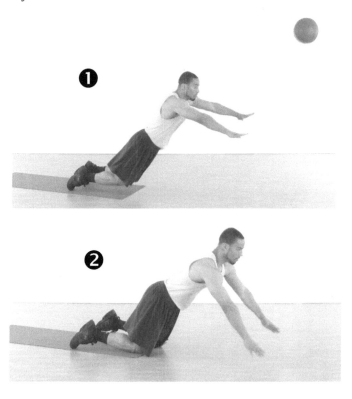

Treinamento de potência

Passe de peito — Pliometria

OBJETIVO: Melhorar a potência e a elasticidade no tronco superior necessárias em esportes de combate, raquete e bastão.

Este exercício também pode ser feito com um parceiro.

POSIÇÃO INICIAL: Fique em pé de frente para uma parede, a uma boa distância, e segure uma *medicine ball* de 3 a 6 kg à sua frente com os braços relaxados.

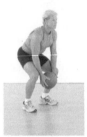

Posição inicial

1 Lance rapidamente a bola em direção à parede enquanto realiza um início ou arranque na mesma direção. Finalize com os passos iniciais de uma corrida rápida ou movimento.

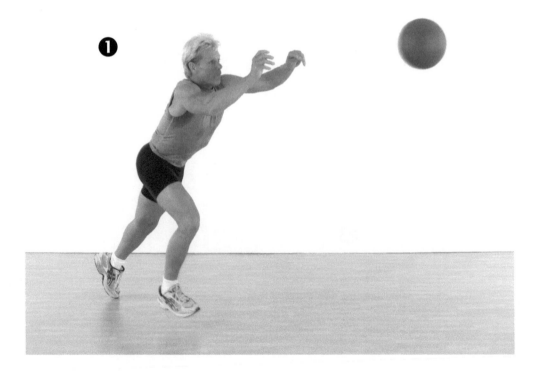

Treinamento de velocidade

Passo com posição inicial de pés paralelos e passo com posição inicial de pés afastados com um pé na frente do outro — Início

OBJETIVO: Melhorar a capacidade de projetar os quadris a partir de uma boa posição estabelecida com a impulsão de ambos os pés, eliminando passos em falso. Além disso, a postura aberta mantém os quadris abertos durante a projeção, enquanto a postura escalonada inibe o passo em falso para trás e para o lado.

Início do passo com os pés paralelos: Fique em pé com seus pés levemente para dentro em relação à linha do quadril e mantenha seus artelhos alinhados, frente a frente, como na preparação para um salto em altura ou distância.

Início do passo com um pé na frente do outro: Fique em pé com seus pés levemente para dentro em relação à linha do quadril, mantendo os artelhos de um pé alinhados, sobre o calcanhar do outro.

1. Mantenha seus quadris elevados e suas costas retas, criando um ângulo reto a partir dos quadris. Os ombros estão à frente, com os joelhos sobre o dorso dos pés (ângulo de canela positivo), como se fosse saltar.

2. Erga para trás o cotovelo oposto do joelho que, por hora, está na frente e, para a frente, o cotovelo do mesmo lado do joelho que está à frente.

3. Dê um impulso do solo com ambos os pés ao mesmo tempo, deslocando os joelhos sobre os artelhos de modo a projetar os quadris à frente.

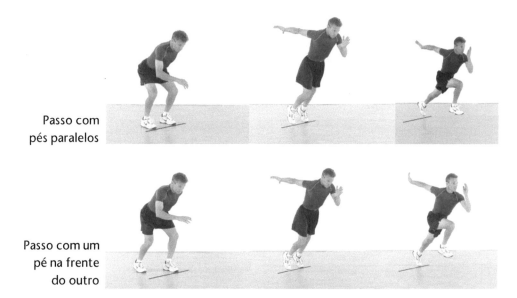

Passo com pés paralelos

Passo com um pé na frente do outro

Treinamento de velocidade

Passo com deslocamento lateral e passo cruzado — Início

OBJETIVO: Melhorar a capacidade de "virar e correr" projetando os quadris em direções laterais, impulsionando com ambos os pés e eliminando passos em falso (para trás ou para os lados); melhorar os movimentos de desvio em esportes de campo e quadra que requerem uma rápida mudança de direção.

POSIÇÃO INICIAL: De frente, de modo perpendicular à linha traçada no solo (de partida), fique em pé com seus pés levemente mais para dentro em relação à linha da cintura, mantendo seus artelhos alinhados uns aos outros, como se você fosse saltar em altura ou em distância. Ajuste seus quadris, mantenha seus joelhos equilibrados sobre o dorso dos seus pés e suas costas arqueadas.

Passo aberto: Inicialmente, dê um impulso com ambos os pés, movimentando artelhos, joelho e cotovelo em direção ao seu objetivo. Os ombros irão na direção desejada. Isso requer uma extensão completa da perna do outro lado e uma abertura do quadril à medida que a perna do lado mais próximo é levada a dar o primeiro passo da aceleração.

Passo cruzado: Inicialmente, dê um impulso com ambos os pés, levando a perna e o braço mais longe do objetivo em direção a este. Os ombros irão para a direção desejada. Esse passo requer extensão e movimento de pivô da perna próxima, enquanto a perna distante desloca-se e gira os quadris em direção ao objetivo.

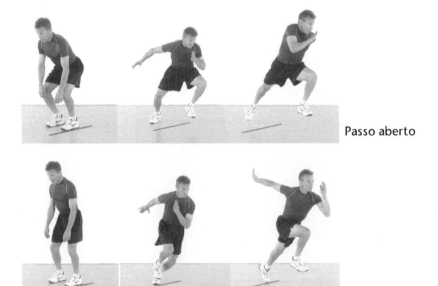

Passo aberto

Passo cruzado

Treinamento de velocidade

Passo em queda e deslocamento com giro em pivô — Início

OBJETIVO: O passo em queda tem o objetivo de melhorar a capacidade de projetar os quadris em direções traseiras por meio do impulso com ambos os pés e melhorar os movimentos de desvio em esportes de campo e quadra requerendo grande agilidade. O passo com giro em pivô busca melhorar a capacidade de girar e correr utilizando uma rotação ao redor de um pé em pivô e melhorar alguns movimentos de desvio em esportes de campo e quadra que requerem esse tipo de agilidade. Ambos objetivam eliminar passos em falso (para a frente ou para os lados).

Posição inicial: De costas para o alvo, fique em pé com os pés levemente mais para dentro em relação à linha do quadril, mantendo os artelhos alinhados umao outro, como se você fosse saltar em altura ou em distância. Ajuste os quadris, mantendo seus joelhos equilibrados sobre o dorso dos pés e suas costas arqueadas.

Passo em queda: Inicialmente, dê um impulso com ambos os pés, então deixe cair o pé mais próximo do lado do giro para trás e vá para o alvo traçado. A perna mais distante do lado do giro faz o trabalho de pivô e impulsiona o quadril para uma extensão completa. É importante manter seus quadris para baixo até que a queda seja concluída. Imagine estar sob um teto baixo ao concluir o movimento.

Passo em pivô: Inicialmente, dê um impulso com ambos os pés, cruzando então o pé mais distante do lado do giro para o alvo traçado. Faça um movimento de pivô com o pé do percurso e termine estendendo a perna para projetar os quadris na direção desejada. Os ombros irão para a direção desejada.

O passo com giro em pivô requer extensão e pivô da perna e do pé mais próximos do lado do giro, enquanto a outra perna impulsiona e gira os quadris em direção ao destino. É importante manter os quadris abaixados até que o pivô seja concluído.

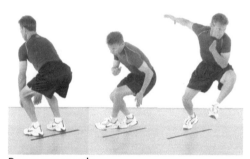

Passo em queda

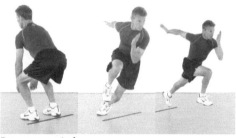

Passo em pivô

Treinamento de velocidade

Inícios com equilíbrio — Início

OBJETIVO: Melhorar todas as habilidades prévias de início para a frente, para a lateral e para trás ao carregar a habilidade de impulsão com ambos os pés; ao forçar você a ajustar seus quadris em uma posição de costas arqueadas de modo a manter uma postura equilibrada e "capaz de arrancar"; e ao exigir que a perna de trás e a perna da frente sejam impulsionadas à frente e então, ativamente, sejam recolhidas para baixo e de volta ao solo, eliminando a passada excessiva no primeiro passo. Além disso, melhorar os movimentos de desvio em esportes de campo e quadra que requerem grande agilidade.

POSIÇÃO INICIAL: Fique em pé com seus pés levemente mais para dentro em relação à linha do quadril, mantendo os artelhos de um pé alinhados e retos com o calcanhar do outro. Mantenha os quadris altos e as costas arqueadas. Flexione um joelho para elevar o calcanhar sob o quadril do mesmo lado, aproximadamente no nível do joelho.

1. Flexione levemente o joelho que está no solo, leve para trás o cotovelo do mesmo lado. Dê um impulso com essa perna e conduza o joelho elevado na direção desejada. O braço oposto ao joelho em oscilação deve ser impulsionado, ao mesmo tempo, à frente.

2. Ativa e agressivamente, traga o pé de volta e ao solo. Assegure-se de que você esteja equilibrado e estável sobre a perna de condução (impulsão), que o seu tronco esteja armado e ajustado para a arrancada direcional e que seus quadris estejam projetados em vez de caídos.

Observação: A mesma posição de equilíbrio pode ser aplicada aos movimentos de início laterais e para trás. Ajuste a posição da perna em oscilação e do braço à frente para acomodar o ângulo do passo à frente.

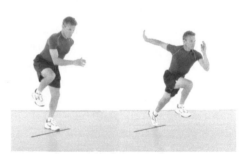

Início com equilíbrio lateral

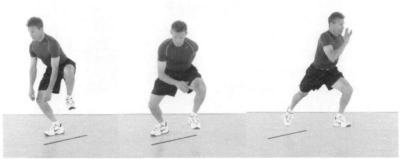

Início com equilíbrio para a frente

Treinamento de velocidade

Inícios com resistência   Início

OBJETIVO: Colocar carga ou adicionar resistência aos movimentos de início é útil no desenvolvimento de potência e técnica requeridas na mecânica do impulso. As cargas de resistência podem ser postas de várias formas: superfícies moles como areia, aclives graduais como rampas de passagem e colinas de altura moderada ou dispositivos para carregar e enfatizar a projeção do quadril como alças presas por um parceiro.

ORIENTAÇÕES

- Colocar resistência nos ossos do quadril ou sobre estes.
- O atleta deve controlar a postura e o equilíbrio em vez de basear-se na carga.
- Lembrar-se de impulsionar com ambos os pés e movimentar o membro necessário para a projeção apropriada de quadril.
- Assegurar-se de que a resistência seja constante ou liberada na transição/impulso para a aceleração.

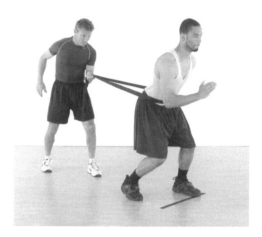

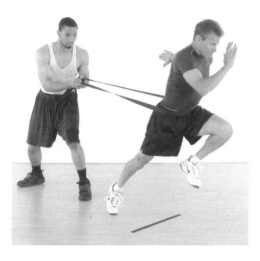

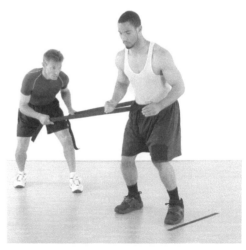

Treinamento de velocidade

Caminhada "A" / Salto em uma perna só "A" / Corrida "A"

OBJETIVO: É necessário para todo o esporte de corrida. A prática melhora a aceleração ou a mecânica de impulso e prepara o corpo para projetar os quadris e melhorar o comprimento efetivo da passada.

POSIÇÃO INICIAL: Utilize qualquer uma das posições de início previamente descritas (p. 155-159). Aconselha-se progredir com as posições iniciais no mesmo formato que elas foram listadas.

1 À medida que você dá um passo à frente, leve seus cotovelos para trás em coordenação com o impulso do joelho. Enfatize manter os artelhos e o joelho para cima na preparação para o impulso agressivo e ativo do pé de volta para o solo, alinhado ao quadril. Tente criar uma distância máxima entre o joelho de movimentação e o joelho de impulso. Os artelhos estão para cima para garantir as aterrissagens com o tornozelo firme e a canela da perna em um ângulo positivo para o impulso dos quadris à frente.

2 O calcanhar da perna em oscilação deve estar na frente, não atrás, da perna de impulso.

Posição inicial

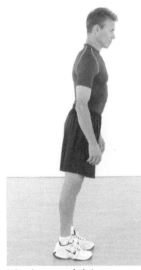

Movimento básico

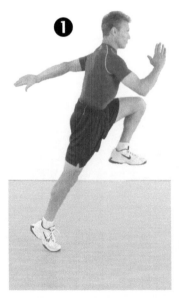

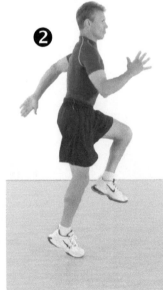

Treinamento de velocidade

Séries "A" (aceleração)

PROGRESSÃO

- **Primeiro realize o exercício em um tempo de caminhada.** Exagere a mecânica de inclinação dos seus quadris à frente, pressionando de volta com sua perna e seu pé de apoio.
- **Aumente para um tempo de pulo em um pé só.** Enfatize a extensão da perna de impulso ou de apoio enquanto leva o joelho da perna em oscilação bem distante do joelho de suporte. Mantenha seus quadris elevados e à frente. Um erro comum do pulo "A" é "sentar" ou deixar os quadris para trás e/ou permitir que o calcanhar da perna à frente oscile para trás, privando o empuxe apropriado desse joelho.
- **Aumente para um tempo de corrida.** Incorpore o salto com chute em uma perna só (p. 139) em uma combinação de movimento do joelho e ações de calcanhar alto. Imagine ficar em pé contra uma parede e tente trazer seu calcanhar até suas nádegas. O seu pé/calcanhar deveria ter "deslizado" subindo a parede de modo a pegar sua nádega. Dê ênfase aos arranques de explosão e puxe seu joelho acima e o calcanhar à frente e para cima, não para trás. Essa é uma boa maneira de trabalhar a série "A" no tempo de corrida sem realizar uma corrida.

Posição inicial

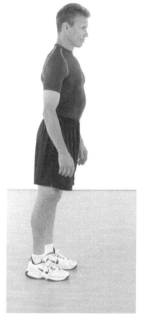

Movimento de chute com deslizamento

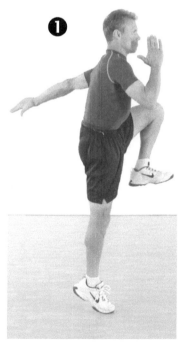

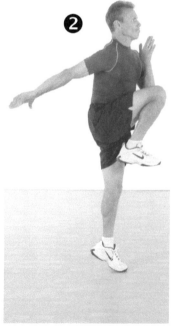

Treinamento de velocidade

Manobra contra a parede — Séries "A" (aceleração)

OBJETIVO: Uma necessidade para todo o esporte de corrida. Os objetivos são melhorar a projeção do quadril e o comprimento efetivo da passada, melhorar a aceleração ou mecânica de impulso, manter a postura de aceleração apropriada e o impulso ativo contra o solo.

POSIÇÃO INICIAL: Coloque suas mãos contra uma parede no nível dos ombros e faça força contra ela, como se estivesse evitando que esta caísse sobre você.

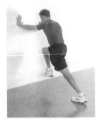

Posição inicial

1 Leve o seu joelho direito à frente, em direção à parede, mantendo seus artelhos erguidos e seu calcanhar abaixo do meio de sua coxa esquerda.

2 Sem perder a tensão contra a parede, troque rapidamente a posição das pernas de modo que sua perna direita esteja agora atrás. Essa troca repetitiva e a pressão contra a parede lhe proporcionarão uma melhora na sensação de postura, colocação do pé e movimento no quadril (em vez de no joelho), que são necessários para uma boa aceleração.

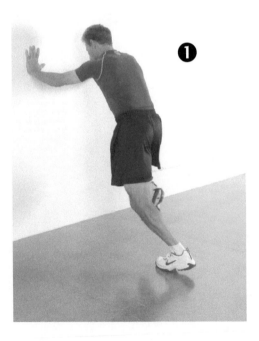

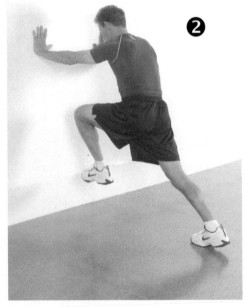

Treinamento de velocidade

Caminhada "B" / Salto "B" / Corrida "B"

Séries "B" (velocidade)

OBJETIVO: A manobra de reaceleração da coxa, ou "B", é iniciada com os artelhos e o calcanhar sendo erguidos em preparação para a recuperação no solo.
É uma necessidade em atletas que atingem altas velocidades em movimentos de competição e treina os componentes da corrida em alta velocidade sem grandes quantidades de tiros curtos máximos.

POSIÇÃO INICIAL: Inicialmente, fique em pé com seus quadris eretos e altos, longe do solo.

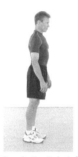

Posição inicial

1 Incline-se à frente e flexione o joelho direito para erguer o calcanhar um pouco à frente, ao longo e acima de seu joelho esquerdo.

2 Reacelere imediatamente a sua coxa direita para baixo, puxando-a para trás, para debaixo do seu quadril direito em um movimento de "patada". Assegure-se de manter seus artelhos para cima.

PROGRESSÃO

- **Trabalhe primeiro em um tempo de caminhada.** Enfatize os quadris elevados, com o calcanhar do seu pé traseiro (de suporte) mal tocando o solo e com o calcanhar e os artelhos da perna à frente (em oscilação) estendidos e circulando sobre o joelho de apoio.
- **Aumente para um tempo de pulo em uma perna só.** Enfatize a frequência do movimento em vez da distância percorrida. O *design* original desta manobra foi ter a capacidade de realizar três passadas de reaceleração por metro (cerca de 1,8 m). Mantenha seus quadris elevados e à frente.
  - **Aumente para um tempo de corrida** ao usar a cadência e a série de perna rápida.

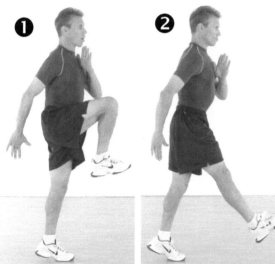

Treinamento de velocidade

Deslocamento rápido para a frente — Séries "B" (velocidade)

OBJETIVO: Empregar um ritmo rápido e ágil para a corrida sem atingir altos níveis de intensidade de tiro rápido. É útil para qualquer atleta que faz transições para alta velocidade, como futebol, hóquei de campo, *lacrosse*, zagueiros e atacantes no futebol, *rugby* e atletismo.

POSIÇÃO INICIAL: Comece com as mesmas posições de inclinação-queda-corrida da série B descritas na página 163.

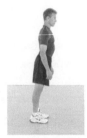

Posição inicial

1 Comece correndo para a frente com passadas curtas, ágeis e rápidas (alguns referem como salto de perna ereta, outros como joelho rígido).

2-3 A perna direita é contínua neste movimento de corrida cíclico, com o calcanhar direito subindo até as nádegas, à frente e ao redor, aterrissando novamente abaixo do corpo. A perna esquerda semirrígida está mantendo um rápido ritmo de apoio sem as passadas de um grande ciclo de movimento. A cadência pode prosseguir até que você tenha trocado para a outra perna ou uma série de combinações pode ser empregada.

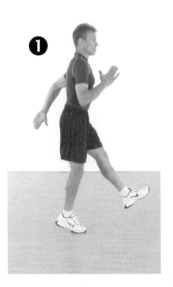
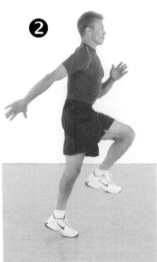
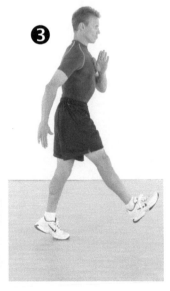

Treinamento de agilidade

Manobra de desaceleração com joelhos flexionados
Progressões de manobras de desaceleração

OBJETIVO: Diminuir a velocidade, colocar o corpo em posição para mover-se de forma adequada em outra direção e evitar estresse desnecessário sobre o corpo.

Útil para todos os esportes quer a mudança de direção seja, ou não, um fator.

POSIÇÃO INICIAL: Acelere a uma velocidade moderadamente alta por 4,5 a 13 metros.

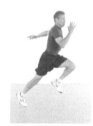

Posição inicial

1-2 Comece o processo de desaceleração inclinando seus joelhos e abaixando seus quadris. Mantenha os ombros elevados e o tórax amplo. Os pés devem aterrissar em contato total com o solo e ficar atrás dos quadris.

Repita este processo de aceleração/desaceleração no campo na seguinte progressão:

- Comece descalço no início para assegurar a mecânica e a colocação do pé.
- Aumente a distância da aceleração e diminua a distância na qual ocorre a desaceleração (p. ex., acelere 4,5 metros, desacelere em 13, então acelere 9 e desacelere em 9).
- Adicione um desvio ou interrupção (mudança de direção) à desaceleração.

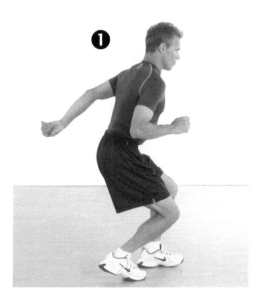
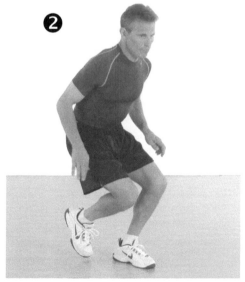

Treinamento de agilidade

Manobra do gingado

OBJETIVO: Melhorar postura, equilíbrio, estabilidade e potência sobre o pé de apoio, aprimorar a mecânica de desvio usada em esportes que envolvam mudanças de direção.

POSIÇÃO INICIAL: Fique em pé com seus pés separados na linha do quadril, entre dois cones colocados a cerca de 2,2 m de distância um do outro. Mantenha seu tórax elevado e os pés em contato total com o solo, abaixe os quadris de modo a ser capaz de tocar os cones com suas mãos.

1 Desloque seus quadris para o lado sobre um pé e toque o cone neste lado.

2 Desloque seus quadris para o outro lado para tocar o outro cone.

PROGRESSÃO

- *Gingado ampliado:* Aumente a distância de cada cone. Amplie sua postura e desloque-se para tocar o cone.
- *Passo e gingado:* Aumente a distância de cada cone em mais 30 cm. Retorne à postura na linha dos quadris e então dê um passo para o lado, deslocando seu quadril sobre o pé, e toque o cone.
- *Deslocamento para a frente:* Aumente a distância de cada cone em mais 30 cm. Mantenha um pé plantado no meio e faça um movimento de pivô ao redor, em uma direção à frente, tocando cada cone com a mão oposta ao pé em pivô. Troque de pés para fazer o movimento de pivô com o outro pé e toque com a outra mão.
- *Deslocamento para trás:* Igual à manobra anterior, apenas com o movimento de pivô para trás.
- *Dois passos com cruzamento:* Aumente a distância de cada cone em mais 30 cm. Isso deve colocá-los a aproximadamente 4,5 m de distância. Dê um passo com seu pé direito e toque o cone direito com sua mão direita, deslocando seu quadril sobre o pé direito para fazer isso. Impulsione imediatamente com sua perna direita, cruzando de modo que seu pé e sua mão esquerdos estejam aptos a tocar o cone esquerdo. Dê um impulso para a frente e para trás, dando apenas dois passos em cada troca de direção.

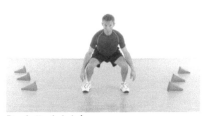
Posição inicial

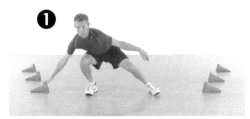 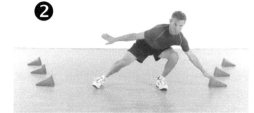
Manobra do gingado ampliado

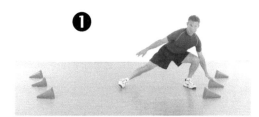
Passo e gingado

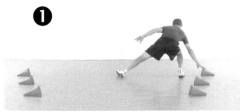 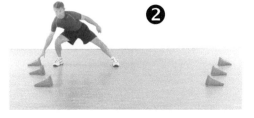
Deslocamento para a frente

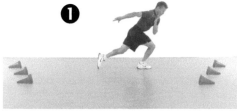 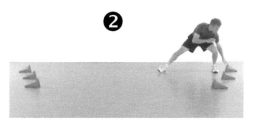
Dois passos em cruzamento

Treinamento de agilidade

Zigue-zague de velocidade

Progressões de desvio em velocidade

OBJETIVO: Promover a mudança de direção sem perda de velocidade, aumentar a capacidade de manusear pequenos cantos e ângulos menores sem mudanças drásticas na postura.

Este exercício é útil para todos os esportes de campo e quadra.

POSIÇÃO INICIAL: Posicione-se em uma pista de *slalom* colocando cones, barreiras ou arcos em incrementos de 4,5 a 9 metros, espaçados em ângulos de cerca de 45º.

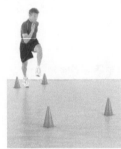

Posição inicial

1. Mantendo a postura ereta, acelere na pista e continue a manter a velocidade ou até mesmo pegue mais velocidade à medida que você faz o movimento de zigue-zague na pista. Faça desvios rolando com o pé de dentro. O movimento é similar ao de um velocista em uma curva.

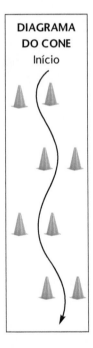

DIAGRAMA DO CONE
Início

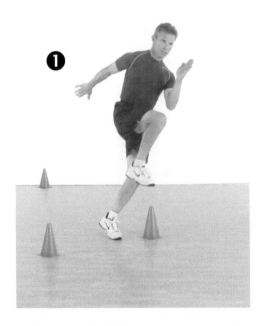

VARIAÇÕES
Pode ser feito rapidamente em grandes círculos ou figuras de oito para trabalhar o desvio dos quadris e giros de pivô.

Treinamento de agilidade

Corrida de ir e vir   Progressões de desvio com potência

OBJETIVO: Promover a mudança de direção eficiente, aumentar a capacidade de manusear cantos agudos e grandes ângulos com a rápida desaceleração e reaceleração.

Este exercício é útil para todos os esportes de campo e quadra.

POSIÇÃO INICIAL: Fique em pé sobre uma linha situada entre duas linhas separadas por 9 metros.

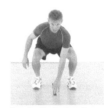
Posição inicial

1 Corra rápido para a direita cobrindo 4,5 metros ou até que você seja capaz de plantar seu pé direito e tocar a linha com sua mão direita.

2-3 Gire imediatamente e corra de volta toda a distância de 9 metros ou até que a sua mão esquerda possa tocar a outra linha.

Continue a corrida indo e voltando.

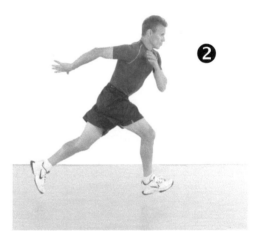

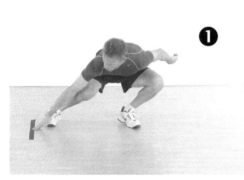

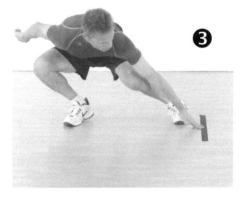

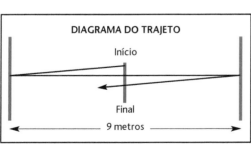

DIAGRAMA DO TRAJETO
Início
Final
9 metros

Treinamento de agilidade

Zigue-zague de potência

Progressões de desvio com potência

OBJETIVO: Promover a mudança de direção eficiente, aumentar a capacidade de manusear cantos agudos e grandes ângulos desacelerando e reacelerando com rapidez.

Este exercício é útil para todos os esportes de campo e quadra.

POSIÇÃO INICIAL: Monte uma pista de *slalom* colocando cones, barreiras ou sacos a incrementos de 4,5 a 9 metros e espaçados em qualquer local a partir de ângulos de 90 a 180º.

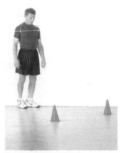

Posição inicial

1-3 Acelere na pista de *slalom* e realize a desaceleração e reaceleração de sentar, mergulhar e impulsionar (ver manobra de desaceleração com joelhos flexionados na p. 165) por toda a pista. Os desvios devem ser feitos plantando o pé do lado de fora e impulsionando o joelho de dentro na direção da próxima barreira.

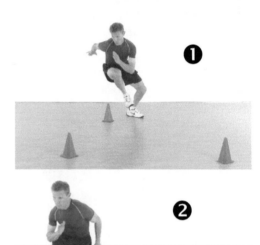

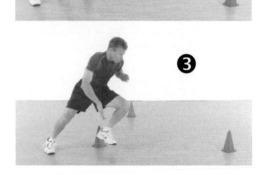

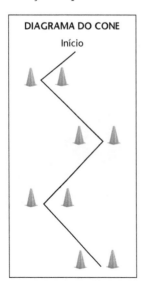

DIAGRAMA DO CONE
Início

Treinamento de agilidade

Corrida em "L" com três cones
Progressões de desvio de potência e velocidade

OBJETIVO: Usar ambos os desvios de velocidade e os desvios de potência em uma manobra mensurável. O exercício aumenta a capacidade de lidar com cantos agudos e diferentes ângulos.

POSIÇÃO INICIAL: Coloque os cones em uma formação de "L" com 4,5 metros de distância um do outro. Fique em um canto.

1 Corra rapidamente e toque a linha do primeiro canto.

2 Corra de volta para a linha inicial.

3 Corra de volta e ao redor do primeiro canto, em direção ao redor do segundo canto (outra extremidade) e de volta ao redor do primeiro canto para a linha final.

USE A SEGUINTE TÉCNICA
1. Desvio de potência para os ângulos fechados.
2. Desvio de velocidade para os ângulos abertos.

DIAGRAMA DO CONE

Início

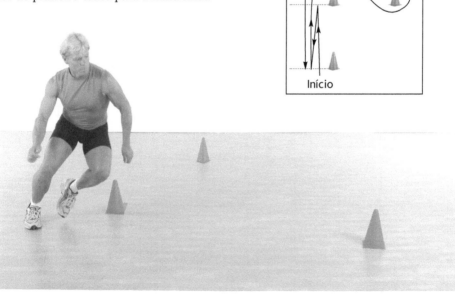

Treinamento de agilidade

Manobra de direção

OBJETIVO: Utilizar ambos os desvios de velocidade e potência em um exercício de reação.

Esta manobra basicamente faz você correr de uma extremidade à outra da pista com base na direção determinada uma vez que você pega velocidade. Uma excelente manobra para qualquer um e todos os esportes de campo e quadra.
É uma manobra de reação, que é a verdadeira chave para o treinamento de agilidade. Sem um sinal de qualquer tipo, humano ou mecânico (que pode ser bastante dispendioso), ele não apresenta tanta reação e poderia ser igual às manobras já mencionadas.

POSIÇÃO INICIAL: Monte uma pista com linhas de início e término. Coloque cones em ângulos do lado externo da linha média da pista (ver diagrama). Um orientador ou sinalizador de direção é colocado próximo à linha de término. Ao comando, o atleta corre em uma linha em direção à linha final. Antes de alcançar o primeiro ponto de parada, o sinalizador tem a opção de fornecer a direção. Qualquer direção que ele dê, o atleta deve ser capaz de fazer um desvio em velocidade a partir dessa parada para o próximo cone, e então realizar um desvio de potência sobre a linha final. Se o orientador não oferecer qualquer direção, o percurso será uma corrida em linha reta até o final.

VARIAÇÕES
- Aumente a pista e coloque mais cones do lado externo para uma situação de um desvio de velocidade e dois desvios de potência.
- Faça o orientador ficar no início e o atleta mover-se para trás na pista. No sinal, reaja em uma variedade de direções e possíveis linhas de término.

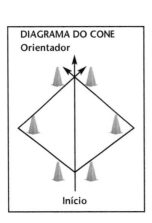

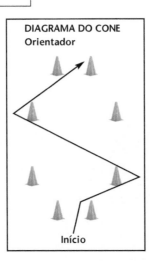

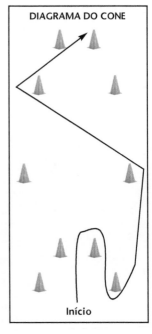

Treinamento de agilidade

Progressões de velocidades e potência

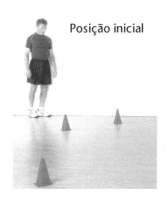

Posição inicial

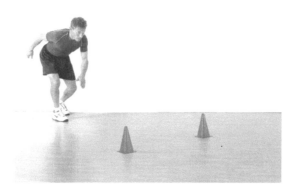

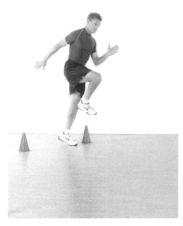

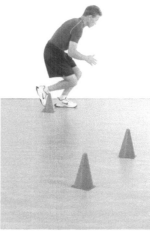

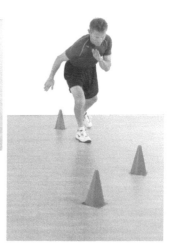

Referências

Bompa, T. 1983. *Theory and Methodology of Training: The Key to Athletic Performance.* Dubuque, IA: Kendall/Hunt Publishing Company.

Bosch, E, and R. Klomp. 2001. *Running, Biomechanics and Exercise Physiology Applied in Practice.* London: Elsevier Churchill Livingstone.

Boyle M. 2004. *Functional Training for Sports.* Champaign, IL: Human Kinetics.

Dick, F. 1984. *Training Theory,* 2nd ed. London: British Amateur Athletic Board.

Gambetta, V. 2002. *Gambetta Method: A Common Sense Guide to Functional Training for Athietic Performance,* 2nd ed. Sarasota, FL: Gambetta Sports Training Systems.

Kent, M. 1998. *The Oxford Dictionary of Sports Science and Medicine,* 2nd ed. Oxford, England: Oxford University Press.

Mach, G. 1980. *Sprints and Hurdles.* Ontario, Canada: Canadian Track and Field Association.

Seagrave, L., and K. O'Donnell. *Speed Dynamics.* Euclid, OH. Video.

Starr, B. 2003. *The Strongest Shall Survive,* revised 1st ed. Aberdeen, MD: Fitness Consultants and Supply.

Índice

Acrobacia para trás, 94
Agachamentos: com os braços acima da cabeça, 102; com salto, 124; com salto (carga), 122; com uma perna só, 96; com uma perna só (com carga), 110; consecutivo, 83; frontal, 104; tocando as pontas dos pés, 84
Agilidade, 4
Alcançar acima da cabeça, 86
Apoio com queda, 152
Apoio na parede, 151
Aquecimento dinâmico, 9; quadro, 36; série, 29
Arranque de potência, 116-117
Arranque dividido (aterrissagem), 117
Arremessos: com um passo para frente, 150; diagonal, 147; em forma de colher, 146; para a frente ajoelhado, 148; para a frente de pé, 149
Avanços: com os braços acima da cabeça, 103; com rotação, 85; lateral, 69; para a frente, 68; para trás, 68

Bates, Barry, 25
Bom dia, 97
Boyle, Mike, 2-3

Caminhada de pato, 87
Caminhada de pato russa (cossaco), 88
Caminhar na ponta dos pés, 66
Caminhar sobre os calcanhares, 65
Carioca, 74
Cheque, Paul, 8
Clean & jerk (1º e 2º tempos de arremesso), 120-121
Clean (1º tempo de arremesso), 118-119
Comprimento da passada, 18-19
Conceitos de: arremesso, 16; giro, 16; impulso, 15; lançamento, 16; passe, 16; pulo, 15; salto, 16; salto em um pé só, 15
Corrida de ir e vir, 169
Corrida em "L" com três cones, 171
Corrida para trás, 75

Desenvolvimento da velocidade, 5
Deslizar chutando com as duas pernas, 125
Deslocamentos: alternado, 130; com giro em pivô, 157; rápido para a frente, 164
Desvios de potência, 22
Desvios de velocidade, 22-23
"Dez Mandamentos da Corrida Rápida", 20
Dick, Frank, 7-8

Empurrar com pressão, 112
Empurrar em dois tempos, 113
Equilíbrio dinâmico, 6
Equilíbrio estático, 6
Equipamentos, 24-25
Esportes com raquete sem gráfico, 48-49
Estabilidade, 6-7
Exercícios de aquecimento dinâmico, 62-78: avanço para a frente, 68; avanço lateral, 69; caminhar na ponta dos pés, 66; caminhar sobre os calcanhares, 65; carioca, 74; cor-rida para trás, 75; manobra com a cabeça erguida – agarrar o joelho, 62; manobra com a cabeça erguida – posição de marcha, 64; manobra com a cabeça erguida – posição de sapo (froggie), 63; mãos e calcanhares, 70; recuar, 76; salto exagerado, 71; salto lateral, 73; salto para trás, 77; segurar a ponta dos dedos, 67; shuffle, 72; shuffle para trás, 78
Exercícios de treinamento de agilidade, 165-173: corrida de ir e vir, 169; corrida em "L" com três cones, 171; manobra de desaceleração com joelhos flexionados, 165; manobra de direção, 172-173; manobra do gingado, 166-167; zigue-zague de velocidade, 168; zigue-zague de potência, 170
Exercícios de treinamento de força, 97-115: 1º tempo de arremesso, 100; agachamento com uma perna só (com carga), 110; agachamento frontal, 104; agachamento com os braços acima da cabeça, 102; avanço com os braços acima da cabeça, 103; bom dia, 97; empurrar com pressão, 112; empurrar em dois tempos, 113; levantamento terra russo, 99; levantamento terra com a perna firme, 98; passo para baixo, 109; passo para cima com impulso para fora, 106; passo para cima com movimento do joelho, 107; passo para cima lento, 105; passo para cima rápido, 108; pressão acima da cabeça, 111; puxada alta, 101; separar em dois tempos, 114-115
Exercícios de treinamento de potência, 116-154: agachamento com salto, 124; agachamento com salto (com carga), 122; apoio com queda, 152; apoio na parede, 151; arranque, 116-117; arremesso com um passo para frente, 150; arremesso diagonal, 147; arremesso em forma de colher, 146; arremesso em pé para a frente, 149; arremesso para a frente ajoelhado, 148; Clean (1º tempo de arremesso), 118-119; Clean & jerk (1º e 2º tempos de arremesso), 120-121; deslizar chutando com as duas pernas, 125; deslocamento alternado, 130; galope, 131; lançamento com giro, 145; lançamento em forma de colher, 144; lançamento em forma de pá, 143; movimento brusco de tornozelo, 133; passe de peito, 154; passe de peito ajoelhado, 153; pogo, 123; pogo em uma perna só, 138; pulo, 132; pulos diagonais, 141; pulos laterais, 142; salto com chute em uma perna só, 139; salto com os joelhos flexionados, 126; salto em distância horizontal, 134, 136; salto em profundidade, 129; salto lateral, 135; salto separado, 127; salto tesoura, 128; saltos com uma perna só, 140; saltos laterais, 137

176 Índice

Exercícios de treinamento de velocidade, 155-164: deslocamento com giro em pivô, 157; deslocamento rápido para a frente, 164; inícios com equilíbrio, 158; inícios com resistência, 159; manobra contra a parede, 162; passo com deslocamento lateral, 156; passo com posição inicial de pés afastados com um pé na frente do outro, 155; passo com posição inicial de pés paralelos, 155; passo cruzado, 156; passo em queda, 157; séries de aceleração "A", 160-162; séries (velocidade) "B", 163-164

Exercícios de treinamento do *core*, 79-96: acrobacia para trás, 94; agachamento com uma perna só, 96; agachamento consecutivo, 83; agachamento tocando as pontas dos pés, 84; alcançar acima da cabeça, 86; avanço com rotação, 85; caminhada de pato, 87; caminhada de pato russa (cossaco), 88; flexões com ambos os braços, 90; flexões com um braço, 89; inclinar, puxar e flexionar, 95; lançamento com equilíbrio, 93; pa-ra cima e para baixo, 91; pedestal em prono, 79; pedestal em supino, 80; pedestal lateral, 81; pedestal no pescoço, 82; rotação com *medicine ball*, 92

Ferramentas, 24-25
Flexões com ambos os braços, 90
Flexões com um braço, 89
Força, 4; desenvolvimento, 5; tipos, 11

Galope, 131
Gambeta, Vern, 2, 3

Inclinar, puxar e flexionar, 95
Inícios, 155-159: com equilíbrio, 158; com resistência, 159; deslocamento com giro em pivô,157; passo com deslocamento lateral, 156; passo com posição inicial de pés afastados com um pé na frente do outro, 155; passo em queda, 157; passo cruzado, 156

Lançamento; com equilíbrio, 93; com giro, 145; em forma de colher, 144; em forma de pá, 143
Levantamento terra com a perna rígida, 98
Levantamento terra russo, 99

Manobra com a cabeça erguida – posição de marcha,64
Manobra com a cabeça erguida – posição de sapo (*froggie*), 63
Manobra com a cabeça erguida – agarrar o joelho, 62
Manobra de desaceleração com joelhos flexionados, 165
Manobra de direção, 172-173
Manobra do gingado, 166-167
Manobra contra a parede, 162
Mãos e calcanhares, 70
Mobilidade, 7-8
Movimento brusco do tornozelo, 133
Movimentos de: agachamento, 12-13; de pressão, 13; de tração, 12

Para cima e para baixo, 91
Passe de peito, 154
Passe de peito ajoelhado, 153
Passos: com deslocamento lateral, 156; com posição inicial de pés afastados com um pé na frente do outro, 155; com posição inicial de pés paralelos, 155; cruzado, 156; em queda, 157; para baixo, 109; para cima com explosão, 107; para cima com impulso para fora, 106; para cima com movimento de joelho, 107; para cima lento, 105; para cima rápido, 108
Pedestal: em prono, 79; em supino, 80; lateral, 79; no pescoço, 79
Períodos de treinamento, 32-35
Planejando um programa de exercício, 31-34; exercícios, 62-173
Pliometria, 15; série, 29
Pogo, 123
Pogo em uma perna só, 138
Posições iniciais, corrida rápida, 20-21
Postura, 5-6, 24
Potência atlética, 4-5, 15-16
Pressão acima da cabeça, 111
Prevenção de lesão, 25-26
Programas específicos do esporte, 28-59
Progressões de desvio com potência, 169-170
Progressões de desvio de potência e velocidade, 171-173
Progressões de manobras de desaceleração, 165
Progressões de passo para cima, 105-108
Progressões do treinamento, 16-17
Pulo, 132

Pulos diagonais, 141
Pulos laterais,142
Puxada alta, 101

Recuar, 76
Rotação com *medicine ball*, 92

Salto: com os joelhos flexionados, 126; com uma perna só, 140; em distância horizontal, 134, 136; em profundidade, 129; exagerado, 71; lateral, 73, 135, 137; para trás, 77; separado, 127; tesoura, 128
Segurar a ponta dos dedos, 67
Separar em dois tempos, 114-115
Séries de exercícios (aceleração) "A", 21, 160-162
Séries de exercícios (velocidade) "B", 21, 163-164
Séries, visão geral, 29; quadros, 36-59
Shuffle para trás, 78
Shuffle, 72
"Subindo a montanha", 70

Treinamento complexo, 16-17
Treinamento de agilidade, 22-23
Treinamento de corrida, 18-21
Treinamento de força, 12-13; quadro, 38; série, 29
Treinamento de potência, 14-17; quadro, 39; série, 29
Treinamento de velocidade, 18-21
Treinamento do *core*, 10-11; quadro, 37; série, 29
Treinamento funcional, 2-3; benefícios, 4-8; exercícios, 62-173; exercícios de aquecimento dinâmico, 62-78; exercícios de treinamento de agilidade, 165-173; exercícios de treinamento de velocidade, 155-164; exercícios de trei-namento de força, 97-115; exercícios de treinamento de potência, 116-154; exercícios de treinamento do *core*, 79-96; preparações, 24-26, 28-29; programas específicos do esporte, 28-59

University of Oregon Strength & Conditioning Program and Exercise and Movement Science

Velocidade, 4

Zigue-zague de potência, 170
Zigue-zague em velocidade, 168